全国医药高职高专规划教材

U0746210

（供护理及相关医学专业用）

医护化学学习指导

YI HU HUA XUE

XUE XI ZHI DAO

主　编　马祥志

副主编　曾　明　吴琼林

中国医药科技出版社

图书在版编目（CIP）数据

医护化学学习指导/马祥志主编. —北京：中国医药科技出版社，2009.8
全国医药高职高专规划教材
ISBN 978-7-5067-4202-3

Ⅰ. 医… Ⅱ. 马… Ⅲ. 护理学：医用化学–高等学校：技术学校–教学参考
资料 Ⅳ. R471

中国版本图书馆 CIP 数据核字（2009）第 150201 号

美术编辑　陈君杞
版式设计　郭小平

出版　中国医药科技出版社
地址　北京市海淀区文慧园北路甲 22 号
邮编　100082
电话　发行：010-62227427　邮购：010-62236938
网址　www.cmstp.com
规格　787×1092mm $\frac{1}{16}$
印张　10¼
字数　186 千字
版次　2009 年 8 月第 1 版
印次　2017 年 1 月第 4 次印刷
印刷　北京市密东印刷有限公司
经销　全国各地新华书店
书号　ISBN 978-7-5067-4202-3
定价　19.00 元
本社图书如存在印装质量问题请与本社联系调换

全国医药高职高专规划教材建设委员会

出 版 者 的 话

随着我国医药卫生职业教育的迅速发展，医药职业院校对具有职业教育特色医药卫生类教材的需求也日益迫切，根据国发［2005］35 号《国务院关于大力发展职业教育的决定》文件和教育部［2006］16 号文件精神，在教育部、国家食品药品监督管理局的指导之下，我们在对全国医药职业教育相关专业教学情况调研的基础上，于 2008 年 12 月组织成立了全国医药高职高专规划教材建设委员会，并开展了全国医药高职高专规划教材的组织、规划和编写工作。在全国 20 多所相关院校的大力支持和积极参与下，共确定 25 种教材作为首轮建设科目。

在百余位专家、教师和中国医药科技出版社的团结协作、共同努力之下，这套"以人才市场需求为导向，以技能培养为核心，以职业教育人才培养必需知识体系为要素、统一规范科学并符合我国医药卫生事业发展需要"的医药卫生职业教育规划教材终于面世了。

这套教材在调研和总结其他相关教材质量和使用情况的基础上，在编写过程中进一步突出了以下编写特点和原则：①确立了以通过相应执业资格考试为基础的编写原则；②确定了"市场需求→岗位特点→技能需求→课程体系→课程内容→知识模块构建"的指导思想；③树立了以培养能够适应医药卫生行业生产、建设、管理、服务第一线的应用型技术人才为根本任务的编写目标；④体现了理论知识适度、技术应用能力强、知识面宽、综合素质较高的编写特点；⑤具备了"以岗位群技能素质培养为基础，具备适度理论知识深度"的特点。

同时，由于我们组织了全国设有医药卫生职业教育的大多数院校的大批教师参加编写工作，强调精品课程带头人、教学一线骨干教师牵头参与编写工作，从而使这套教材能够在较短的时间内以较高的质量出版，以适应我国医药卫生职业教育发展的需要。

根据教育部、国家食品药品监督管理局的相关要求，我们还将组织开展这套教材的修订、评优及配套教材（习题集、学习指导）的编写工作，竭诚欢迎广大教师、学生对这套教材提出宝贵意见。

编　委　会

前　言

医护化学学习指导

　　本书为全国医学高职高专规划教材（供护理及相关医学专业用）《医护化学》（马祥志主编）的配套教材。编写的目的是帮助大学一年级学生学好医护化学这门基础课，为学习《生物化学》、《生理学》、《药理学》等后续课程打好基础。

　　本书辟有"学习目标"对该章主要内容分掌握、熟悉和了解三个层次提出要求；"重点、难点解析"对本章的重点内容作简单介绍，对重点、难点予以解析。为了帮助学生更好地掌握每章内容，提高学生解答化学试题的能力，本书增编了例题和习题，这些例题和习题题型多式多样，覆盖面广，并在每章最后给出了习题参考答案，便于学生自测。

　　本书由马祥志任主编，曾明、吴琼林任副主编；参加编写工作的有：山东中医药高等专科学校崔华良编第一章和第二章；曲靖医学高等专科学校徐祥云编第三章；山东医学高等专科学校傅春华编第四章和第五章，刘俊宁编第六章、第七章和第十章；湘潭职业技术学院杨端华编第八章和第九章；长沙医学院曾明编第十一章和第十二章；益阳医学高等专科学校吴琼林编第十三章和第十四章；马祥志编第十五章和第十六章。

　　限于编者学识水平，书中可能有不妥或错误之处，敬请批评指正。

编　者
2009 年 6 月

目 录

第一章 溶液 ……………………………………………………… （1）

学习目标 ………………………………………………………… （1）

重点、难点解析 ………………………………………………… （1）

一、溶液浓度 ……………………………………………… （1）

二、溶液的渗透压 ………………………………………… （2）

三、胶体溶液 ……………………………………………… （3）

习题 ……………………………………………………………… （4）

参考答案 ………………………………………………………… （5）

第二章 原子结构和分子结构 ……………………………… （8）

学习目标 ………………………………………………………… （8）

重点、难点解析 ………………………………………………… （8）

一、原子结构 ……………………………………………… （8）

二、分子结构 ……………………………………………… （9）

习题 ……………………………………………………………… （10）

参考答案 ………………………………………………………… （12）

第三章 化学平衡 …………………………………………… （14）

学习目标 ………………………………………………………… （14）

重点、难点解析 ………………………………………………… （14）

一、影响化学反应速率的主要因素 ……………………… （14）

二、不可逆反应与可逆反应 ……………………………… （14）

习题 ……………………………………………………………… （17）

参考答案 ………………………………………………………… （20）

第四章 电解质 ……………………………………………… （23）

学习目标 ………………………………………………………… （23）

重点、难点解析 ………………………………………………… （23）

一、弱电解质在溶液中的解离 ······················ (23)

二、酸碱质子理论 ······························ (24)

三、水的质子自递反应和溶液 pH 计算 ················ (25)

习题 ···································· (29)

参考答案 ································· (32)

第五章 烃 ······································ (35)

学习目标 ································· (35)

重点、难点解析 ···························· (35)

一、烷烃 ································ (35)

二、烯烃和炔烃 ··························· (37)

三、环烃 ································ (39)

习题 ···································· (41)

参考答案 ································· (45)

第六章 醇酚醚 ································· (48)

学习目标 ································· (48)

重点、难点解析 ···························· (48)

一、醇 ································· (48)

二、酚 ································· (50)

三、醚 ································· (51)

习题 ···································· (52)

参考答案 ································· (55)

第七章 醛酮醌 ································· (58)

学习目标 ································· (58)

重点、难点解析 ···························· (58)

一、醛和酮 ······························ (58)

二、醌 ································· (61)

习题 ···································· (61)

参考答案 ································· (65)

第八章 羧酸和取代羧酸 ··························· (67)

学习目标 ································· (67)

重点、难点解析 ···························· (67)

一、羧酸 ································ (67)

二、羟基酸 ······························ (69)

三、酮酸 ································ (70)

四、乙酰乙酸乙酯及酮式－烯醇式互变异构现象 ……………………… （70）

习题 ………………………………………………………………………… （71）

参考答案 …………………………………………………………………… （74）

第九章　胺和酰胺 ……………………………………………………… （78）

学习目标 …………………………………………………………………… （78）

重点、难点解析 …………………………………………………………… （78）

一、胺 ……………………………………………………………………… （78）

习题 ………………………………………………………………………… （85）

参考答案 …………………………………………………………………… （89）

第十章　糖类 ……………………………………………………………… （93）

学习目标 …………………………………………………………………… （93）

重点、难点解析 …………………………………………………………… （93）

一、概述 …………………………………………………………………… （93）

二、单糖 …………………………………………………………………… （93）

三、低聚糖 ………………………………………………………………… （96）

四、多糖 …………………………………………………………………… （97）

习题 ………………………………………………………………………… （97）

参考答案 …………………………………………………………………… （101）

第十一章　杂环化合物和生物碱 ……………………………………… （104）

学习目标 …………………………………………………………………… （104）

重点、难点解析 …………………………………………………………… （104）

一、基本概念 ……………………………………………………………… （104）

二、杂环化合物的分类和命名 …………………………………………… （105）

三、杂环化合物的结构与芳香性 ………………………………………… （105）

四、杂环化合物的化学性质 ……………………………………………… （106）

习题 ………………………………………………………………………… （108）

参考答案 …………………………………………………………………… （111）

第十二章　脂类和甾族化合物 ………………………………………… （114）

学习目标 …………………………………………………………………… （114）

重点、难点解析 …………………………………………………………… （114）

一、基本概念 ……………………………………………………………… （114）

二、油脂的化学性质 ……………………………………………………… （115）

三、重要的类脂 …………………………………………………………… （116）

四、甾族化合物 …………………………………………………………… （117）

习题 ……………………………………………………………… (118)

参考答案 ………………………………………………………… (121)

第十三章　氨基酸、蛋白质和维生素 ……………………… (124)

学习目标 ………………………………………………………… (124)

一、氨基酸 …………………………………………………… (124)

二、蛋白质 …………………………………………………… (127)

二、维生素 …………………………………………………… (128)

习题 ……………………………………………………………… (129)

参考答案 ………………………………………………………… (132)

第十四章　高分子化合物 …………………………………… (134)

学习目标 ………………………………………………………… (134)

重点、难点解析 ………………………………………………… (134)

一、高分子化合物概述 ……………………………………… (134)

二、三大合成材料 …………………………………………… (135)

习题 ……………………………………………………………… (135)

参考答案 ………………………………………………………… (136)

第十五章　医药化学 ………………………………………… (137)

学习目标 ………………………………………………………… (137)

重点、难点解析 ………………………………………………… (137)

一、药物的吸收 ……………………………………………… (137)

二、药物分子结构与药效活性的关系 ……………………… (137)

三、药品调剂时的化学配伍禁忌 …………………………… (143)

习题 ……………………………………………………………… (143)

参考答案 ………………………………………………………… (145)

第十六章　生活化学 ………………………………………… (148)

学习目标 ………………………………………………………… (148)

重点、难点解析 ………………………………………………… (148)

一、食品化学 ………………………………………………… (148)

二、环境化学 ………………………………………………… (149)

习题 ……………………………………………………………… (149)

参考答案 ………………………………………………………… (150)

第一章

溶 液

学习目标

1. 掌握溶液物质的量浓度和质量浓度的表示方法、溶液浓度的相互换算、溶液的配制与稀释、溶液的渗透压及相关计算、溶液的渗透压与医学的关系、胶体溶液的定义。

2. 熟悉质量分数、体积分数和摩尔分数的表示方法、溶胶的性质、溶胶的稳定性和聚沉。

3. 了解高分子化合物溶液。

重点、难点解析

一、溶液浓度

溶液的性质在很大程度上与溶液中溶质和溶剂的相对含量有关，把一定量溶液或溶剂中所含溶质的量称为浓度。

1. 物质的量浓度

物质的量浓度（c_B）定义为溶质 B 的物质的量 n_B 除以溶液的体积 V，即

$$c_B = \frac{n_B}{V}$$

物质的量浓度的 SI（国际单位制）单位为 $mol \cdot m^{-3}$，医学上常用的单位为 $mol \cdot L^{-1}$、$mmol \cdot L^{-1}$、$\mu mol \cdot L^{-1}$。物质的量浓度可简称浓度，用 c_B 表示。

2. 质量浓度

质量浓度（ρ_B）定义为溶质 B 的质量 m_B 除以溶液的体积 V，即

$$\rho_B = \frac{m_B}{V}$$

质量浓度的 SI 单位为 $kg \cdot m^{-3}$，医学上常用的单位为 $g \cdot L^{-1}$、$mg \cdot L^{-1}$、$\mu g \cdot L^{-1}$。

3. 质量分数

质量分数（ω_B）定义为物质 B 的质量 m_B 除以混合物的质量 $\Sigma_i m_i$，即

$$\omega_B = \frac{m_B}{\Sigma_i m_i}$$

4. 体积分数

体积分数（φ_B）定义为在相同温度和压力时，物质 B 的体积 V_B 除以混合物的体积 V，即

$$\varphi_B = \frac{V_B}{V}$$

5. 摩尔分数

摩尔分数又称为物质的量分数，用符号 x_B 表示，定义为物质 B 的物质的量 n_B 除以混合物的物质的量 $\Sigma_i n_i$，即

$$x_B = \frac{n_B}{\Sigma_i n_i}$$

6. 溶液浓度的换算和溶液的配制

溶液浓度间换算的依据是各种浓度的定义，根据要求和已知条件进行数值的换算和单位的变换，必须概念清楚，方能使计算结果符合规定要求。溶液的配制计算原则："配制前后溶质的量不变"。

二、溶液的渗透压

1. 渗透现象和渗透压

只允许溶剂（水）分子透过而溶质（蔗糖）分子不能透过的膜称为半透膜，溶剂分子通过半透膜由溶剂进入溶液的净迁移现象叫渗透现象，简称渗透。渗透现象的产生必须具备两个条件：一是要有半透膜存在；二是要膜两侧单位体积内溶剂分子数不相等，即存在浓度差。渗透现象不仅在溶液和纯溶剂之间可以发生，在浓度不同的两种溶液之间也可以发生。渗透方向总是溶剂分子从纯溶剂向溶液，或是从稀溶液向浓溶液进行渗透。

为了使渗透现象不发生，保持溶剂和溶液两侧液面相平，必须在溶液液面上施加一额外的压力，为维持只允许溶剂通过的膜所隔的溶液与溶剂之间的渗透平衡而需要的额外压力称为渗透压。渗透压用符号 Π 表示，单位为 Pa 或 kPa。

若半透膜隔开的是浓度不同的两个非电解质溶液，为了防止渗透现象发生，在浓溶液液面上施加的额外压力，并不等于任一溶液的渗透压，它仅仅是两溶液渗透压之差。

2. 溶液的渗透压与浓度及温度的关系

难挥发性非电解质稀溶液的渗透压与溶液浓度及温度的关系可用下式表示：

$$\Pi V = nRT$$

$$\Pi = cRT$$

式中：Π 为溶液的渗透压（kPa）；n 为溶液中溶质的物质的量（mol）；V 是溶液的体积（L）；c 为溶液的物质的量浓度（$mol \cdot L^{-1}$）；T 为热力学温度（K）；R 为摩尔气体常量 8.314（$J \cdot K^{-1} \cdot mol^{-1}$）。

对于电解质溶液，必须引入一个校正系数 i，即

$$\Pi = icRT$$

在稀溶液中，i 近似等于一分子电解质完全电离出的粒子个数。如 NaCl 的 i 为 2；$CaCl_2$ 的 i 为 3。

3. 渗透压在医学上的意义

（1）渗透浓度 渗透压的大小仅与溶液中溶质微粒的数目有关，而与溶质的本性无关。我们把溶液中能产生渗透效应的溶质微粒（分子，离子等）统称为渗透活性物质。

渗透活性物质的物质的量除以溶液的体积称为溶液的渗透浓度，符号用 c_{os} 表示，单位为 $mol \cdot L^{-1}$ 或 $mmol \cdot L^{-1}$。

（2）等渗、低渗和高渗溶液 半透膜两边的溶液相比较，渗透压高的为高渗溶液，渗透压低的为低渗溶液。医学上的等渗、低渗和高渗是以正常人血浆中各渗透活性物质的总浓度 303.7mmol $\cdot L^{-1}$ 作为标准确定的。临床上规定：渗透浓度在 280～320mmol $\cdot L^{-1}$ 的溶液为等渗溶液；渗透浓度低于 280mmol $\cdot L^{-1}$ 的溶液为低渗溶液，渗透浓度高于 320mmol $\cdot L^{-1}$ 的溶液为高渗溶液。在实际应用时，生理盐水、12.5g $\cdot L^{-1}$ 的 $NaHCO_3$ 等都是等渗溶液，略低于或略高于此范围的溶液如 50.0g $\cdot L^{-1}$ 的葡萄糖溶液的渗透浓度 c_{os}（$C_6H_{12}O_6$）278mmol $\cdot L^{-1}$，在临床上也看作等渗溶液。

三、胶体溶液

一种或几种物质分散在另一种物质中所形成的体系称为分散系。被分散的物质称为分散相，而容纳分散相的介质则称为分散介质。分散系按分散相粒子的大小分可为分子分散系（又称真溶液）（分散相粒子直径 < 1nm）、胶体分散系（分散相粒子直径在 1～100nm 之间）和粗分散系（分散相粒子直径 > 100nm）三类。胶体分散系是分散相粒子直径约在 1～100nm 之间的分散系，按分散相粒子的组成不同，胶体分散系分为溶胶和高分子溶液。

1. 溶胶的性质

（1）丁铎尔现象 在暗室中，用一束聚焦的白光照射溶胶，在与光束进程相垂直的方向观察，可见一束光锥通过溶胶，这种现象称为丁铎尔现象。利用丁铎尔现象可以区分溶胶与其他分散系。

（2）布朗运动 溶胶中的胶粒在介质中不停地作无规则的运动称为布朗运动。

（3）电泳 在电场作用下带电胶粒在介质中的定向移动称为电泳。由电泳的方向可以判断胶粒所带电荷的性质。

2. 溶胶的稳定性和聚沉

（1）溶胶的稳定性因素：布朗运动、胶粒带电、胶粒表面水化膜的保护作用。

（2）溶胶聚沉的因素：电解质的聚沉作用、溶胶的相互聚沉、加热聚沉等。

3. 高分子化合物溶液

高分子化合物是指相对分子质量约在1万以上的化合物。高分子化合物是由大量的一种或多种小的结构单位连接而成的，其中每个小连接单位称为链节，链节重复的次数叫聚合度，以 n 表示。

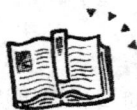

习 题

一、选择题

1. 已知 Na 的相对原子质量为 23.0，Cl 为 35.5。某患者需补充 Na^+ 50.0mmol，应输入生理盐水（   ）

    A. 123ml   B. 1280ml   C. 310ml   D. 325ml

2. 下列符号中表示物质的量的符号是（   ）

    A. mol   B. n C. $mol \cdot L^{-1}$ D. c

3. 符号 $c(H_2SO_4) = 0.2 mol \cdot L^{-1}$ 应读作（   ）

    A. 硫酸的物质的量浓度为0.2摩尔每升

    B. 硫酸的物质的浓度为0.2摩尔每升

    C. 硫酸的物质的量浓度为0.2

    D. 硫酸的浓度为每升0.2摩尔

4. 欲使被半透膜隔开的两种稀溶液间不发生渗透，应使两溶液（   ）

    A. 物质的量浓度相同   B. 质量摩尔浓度相同

    C. 渗透浓度相同   D. 质量浓度不同

5. 使 $Fe(OH)_3$ 溶胶聚沉效果最好的是（   ）

    A. $AlCl_3$ B. $NaNO_3$ C. Na_2SO_4 D. $MgBr_2$

6. 在半透膜存在下，为阻止稀溶液向浓溶液渗透而在溶液液面上多施加的压力是（   ）

    A. 浓溶液的渗透压力   B. 稀溶液的渗透压力

    C. 两溶液的渗透压力之差   D. 纯溶剂的渗透压力

7. 物质的量浓度单位符号书写正确的是（   ）

    A. $mol \cdot kg^{-1}$ B. $mol \cdot L^{-1}$ C. $g \cdot L^{-1}$ D. $kg \cdot mol^{-1}$

8. 100ml 生理盐水中含 0.9g NaCl，则生理盐水的渗透浓度是（   ）

    A. $0.154 mol \cdot L^{-1}$ B. $0.462 mol \cdot L^{-1}$

    C. $308 mmol \cdot L^{-1}$ D. $9.0 g \cdot L^{-1}$

9. 乳浊液属于 （　　）

　　A. 真溶液　　　　　　　B. 胶体分散系　　　　　　C. 粗分散系

二、填空题

1. 将 0℃ 的冰块投入 0℃ NaCl 溶液中，冰块将_____。

2. 产生渗透现象的必备条件是_____和_____。

3. $100g \cdot L^{-1}$ 的葡萄糖溶液为_____渗溶液。

4. 配制 c（$NaOH = 0.1 mol \cdot L^{-1}$ 的溶液 500ml，需要固体 NaOH 的质量_____g。

5. 配制溶液过程中，在稀释前后_____不变。

6. 同一溶液的物质的量浓度和质量浓度的关系可表示为_____。

7. 非电解质稀溶液的渗透压力与_____和_____有关，而与_____无关。

8. 渗透浓度的符号可表示为_____，人体正常血浆渗透压力范围为_____。

9. 胶体分散系中，分散相粒子大小在_____范围。

10. 我们把溶液中能产生渗透效应的溶质微粒（分子、离子等）统称为_____。

三、名词解释

1. 高分子化合物

2. 渗透压

3. 渗透浓度

4. 电泳

四、问答题

1. 发生盐析的主要原因是什么？

2. 临床上为病人大量输液时，为什么要用等渗溶液？

3. 溶胶的稳定性因素有哪些？

4. 渗透现象产生的条件和原因是什么？

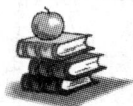 参考答案

一、选择题

1. D　　2. D　　3. D　　4. C　　5. C　　6. C　　7. B　　8. A　　9. C

二、填空题

1. 融化

2. 半透膜的存在　　浓度差

3. 高

4. 2

5. 溶质的量不变

6. $\rho_B = c_B M_B$

7. 温度　　单位体积溶液中溶质微粒的多少　　　溶质的本性

8. c_{os}　　　　　　　　$280 \sim 320 \text{mmol} \cdot \text{L}^{-1}$

9. $1 \sim 100\text{nm}$

10. 渗透活性物质

三、名词解释

1. 高分子化合物　高分子化合物是指相对分子质量约在 1 万以上的物质。蛋白质、核酸、糖原等都是与生命有关的生物高分子，其他如天然橡胶，聚苯乙烯等高聚物和天然木质素等非高聚物等也是高分子化合物。

2. 渗透压　国家标准规定：为维持只允许溶剂通过的膜所隔的溶液与溶剂之间的渗透平衡而需要的超额压力称为渗透压。渗透压用符号 Π 表示，单位为 Pa 或 kPa。

3. 渗透浓度　渗透活性物质的物质的量除以溶液的体积称为溶液的渗透浓度。

4. 电泳　在电场作用下，带电胶粒在介质中的定向移动称为电泳。与固相具有相同蒸汽压而能平衡共存时的温度。

四、问答题

1. 发生盐析的主要原因是什么？盐析作用于溶胶的聚沉有何不同？

答：在大量无机盐作用下，蛋白质从溶液中沉淀析出的作用称为盐析作用。盐析作用的原理是由于无机盐粒子与水分子强烈的水化作用，使蛋白质分子的水化程度大大降低，而且还可能部分中和其所带电荷，导致蛋白质溶液稳定因素被破坏而沉淀析出。

蛋白质浓度的盐析与溶胶的聚沉不同。一是对电解质的敏感性不同，盐析所需电解质的浓度大而聚沉所需浓度小。二是与电解质作用的实质不同，盐析的实质是蛋白质的脱水过程，溶胶聚沉是使扩散层变薄降低 ζ 电势的结果。三是可逆性不同，盐析作用是可逆的（盐析后再加溶剂又重新溶解形成蛋白质溶液），而聚沉通常是不可逆的。

2. 临床上为病人大量输液时，为什么要用等渗溶液？

答：血液具有一定的渗透浓度，当在血液中注入大量的低渗溶液时，会使红细胞膨胀，甚至破裂，产生溶血现象。反之，若向血液中注入大量的高渗溶液时，将使血液的渗透浓度升高，这样会使红细胞失水而皱缩，严重时会发生黏连而堵塞血管，形成血栓现象。所以临床上为病人大量输液时，应该用等渗溶液。

3. 溶胶的稳定性因素有哪些？

答：溶胶的稳定性因素有①胶粒带同种电荷，由于胶核表面选择性吸附的作用使胶粒带有相同电性的电荷，强烈的静电斥力阻止了胶粒间的碰撞而减少了聚结的可能性；②胶粒表面水化膜的保护作用，胶团的双电层结构中的离子都是水化的，胶粒被水分子包围形成的水化膜犹如一层弹性隔膜，同样阻止了胶粒聚结；③Brown 运动的存在能阻止胶粒在重力场中的沉降，使其稳定。

4. 渗透现象产生的条件和原因是什么？

答：产生渗透现象必须具备两个条件：一是要有半透膜存在；二是要膜两侧单位体积内溶剂分子数不相等，即存在浓度差。由于膜两侧单位体积内溶剂分子数不等，单位时间内由纯溶剂进入溶液中的溶剂分子数要比由溶液进入溶剂的多，其结果是溶液一侧的液面渐渐升高。这种溶剂分子通过半透膜由溶剂进入溶液的净迁移现象叫渗透现象，简称渗透。

（崔华良）

第二章

原子结构和分子结构

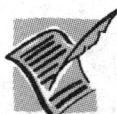

学 习 目 标

1. 掌握原子的组成、原子核外电子的运动状态及排布原则、元素周期表及元素性质的递变规律、化学键的定义及分类、离子键的定义及特点、共价键的定义、类型及特点。

2. 熟悉杂化轨道理论的要点、元素周期表的结构。

3. 了解分子的极性、分子间的作用力、氢键。

重点、难点解析

一、原子结构

1. 组成原子的粒子间的关系归纳如下

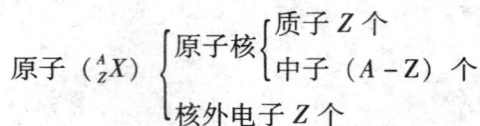

$$原子\ (_Z^A X) \begin{cases} 原子核 \begin{cases} 质子\ Z\ 个 \\ 中子\ (A-Z)\ 个 \end{cases} \\ 核外电子\ Z\ 个 \end{cases}$$

原子的表示方法用 $_Z^A X$。

2. 核外电运动状态描述——四个方面

（1）电子层 （n）用来描述原子中电子出现概率最大区域离核的远近，是决定电子能量高低的主要依据。

（2）电子亚层 决定电子云的形状（或原子轨道的形状），也表示电子亚层，是决定电子能量高低的次要依据。

（3）电子云的伸展方向 决定原子轨道（或电子云）在空间的伸展方向，它与电子的能量无关。

（4）电子的自旋 电子的自旋运动用↑↓表示。它表明每一个原子轨道最多能容纳的电子数为 2 个。

3. 核外电子排布的原则

（1）保里不相容原理 在任何一个原子中，每一个轨道中最多只能容纳自旋方向相反的两个电子。

（2）能量最低原理 在不违背保利不相容原理的情况下，原子核外电子总是尽先排布在能量较低的轨道上，以尽可能使原子处于能量最低最稳定的状态。我们称其为能量最低原理。

（3）洪特规则 在同一亚层的几个轨道上排布的电子，总是尽先占据不同的轨道，而且自旋方向相同，这叫做洪特规则。洪特规则的特例：电子在等价轨道上处于全充满、半充满或全空状态时，比较稳定。

4. 元素周期律与元素周期表

（1）元素周期律

俄国科学家门捷列夫在 1869 年通过对元素性质的研究发现：元素的性质（如元素的原子半径、电负性、化合价等性质）随着原子序数的递增而呈现周期性的变化，这个规律称为元素周期律。

（2）元素周期表

①元素所在的周期数等于该元素原子的电子层数。

②每一主族元素的价电子层构型相同，价电子总数等于其族数。副族元素其电子构型的共同特征是电子最后填入 d 或 f 轨道上。

③元素周期表分为 s 区、p 区、d 区和 f 区。

④元素性质的递变规律

同周期各元素原子随着原子序数的递增，原子半径逐渐减小，原子核对核外电子的吸引力逐渐增大，导致各原子的失电子能力逐渐减弱，得电子能力不断增强。即金属性逐渐减弱，非金属性逐渐增强。

同主族元素，电子层数自上而下逐渐增多，原子半径逐渐增大，得电子能力逐渐减弱，失电子能力逐渐增强。即金属性逐渐增强，非金属性逐渐减弱。

二、分子结构

分子结构包括两个主要内容：分子的空间构型和化学键。

1. 化学键

（1）化学键分类 化学键是分子中相邻原子之间的强烈相互作用，按原子之间相互作用的方式和强度的不同，可分为离子键、共价键和金属键。

（2）现代价键理论 现代价键理论要点包括电子配对原理和原子轨道最大重叠原理。

（3）杂化轨道理论 原子轨道在参与成键过程中，由于成键原子之间的相互作用，同一原子中能级相近的各个轨道可以重新进行组合，形成一系列新的轨道，这一过程称为杂化。杂化轨道成键的原因是符合轨道最大重叠原理。

（4）共价键类型　共价键按成键时原子轨道重叠方式不同分为 δ 和 π 键两种，δ 键的重叠程度较 π 键大。

（5）共价键性质　共价键具有方向性和饱和性。

2. 分子间作用力和氢键

（1）分子间作用力　分子间作用力包括取向力、诱导力和色散力，是决定物质沸点、熔点等物理性质的主要因素。

（2）氢键　当氢原子与电负性大，半径很小的原子 x 以共价键结合为分子时，由于成键电子强烈地偏向 x 原子，使 H 原子几乎成为"赤裸"的质子而具有较大的正电荷场强，这个氢原子还可以和另一电负性大，半径小且在外层有孤对电子对的 y 原子相互作用，这种作用力称为氢键。

氢键的形成大大增强了分子间的作用力，对物质的理化性质影响极大。

习　题

一、选择题

1. 决定多电子原子核外电子运动能量的两个主要因素是（　　　）
   A. 电子层和电子的自旋状态
   B. 电子云的形状和伸展方向
   C. 电子层和电子亚层
   D. 电子云的形状和电子的自旋状态

2. 每个电子层的轨道数与电子层序数 n 之间的关系是（　　　）
   A. $2n$　　　　　　B. n^2　　　　　　C. n　　　　　　D. $2n^2$

3. 下列元素基态原子的电子排布式正确的是（　　　）
   A. $_5B\ 1s^2 2s^3$　　　　　　　　　　　B. $_{11}Na\ 1s^2 2s^2 2p^7$
   C. $_{24}Cr\ 1s^2 2s^2 2p^6 3s^2 3p^6 3d^6$　　D. $_{24}Cr\ 1s^2 2s^2 2p^6 3s^2 3p^6 3d^5 4s^1$

4. 某元素的价电子结构为 $4s^2$，则该元素位于周期表中（　　　）
   A. 四周期，ⅡA，s 区　　　　　　B. 四周期，ⅦB，s 区
   C. 四周期，ⅣB，d 区　　　　　　D. 四周期，ⅣB，ds 区

5. p 电子亚层中，最多可容纳的电子数是（　　　）
   A. 2　　　　　　B. 6　　　　　　C. 10　　　　　　D. 14

6. 下列元素中，电负性最大的是（　　　）
   A. S　　　　　　B. Cl　　　　　　C. Ca　　　　　　D. Na

7. 下列分子中属于极性分子的是（　　　）
   A. O_2　　　　　　B. $BeCl_2$　　　　　　C. NH_3　　　　　　D. CH_4

8. 下列分子极性最小的是（　　　）

　　A. HF　　　　　　B. HCl　　　　　　C. HBr　　　　　　D. HI

9. 水具有反常的高沸点，这是由于分子间存在着（　　　）

　　A. 范德华力　　　B. 共价键　　　　C. 离子键　　　　　D. 氢键

10. 下列物质中属于离子化合物的是（　　　）

　　A. H_2O　　　　　　B. NH_3　　　　　　C. HCl　　　　　　D. MgO

11. 由非极性键形成的非极性分子是（　　　）

　　A. H_2　　　　　　B. CO_2　　　　　　C. H_2O　　　　　D. NH_3

12. 下列物质分子之间，不能形成氢键的是（　　　）

　　A. NH_3　　　　　　B. CH_4　　　　　　C. H_2O　　　　　D. HF

二、填空题

1. $3p$ 有_____种空间取向，因而有_____个轨道，最多可容纳_____个电子。

2. $3d$ 在空间有_____个不同的伸展方向，该轨道在半充满时应有_____个电子。

3. 已知 A 元素位于周期表的第三周期第七主族，试指出 A 原子的

（1）原子序数 A 为_____

（2）价电子数为 A _____

4. 同一主族中，从上到下，原子半径依次_____，同一周期中从左到右，原子半径依次_____。

5. 下列电子构型中，哪些属于基态？哪些属于激发态

（1）$1s^2 2s^2 2p^2$ 属于_____

（2）$1s^2 2s^2 2p^6 3s^1 3d^1$ 属于_____

（3）$1s^2 2s^2 3d^1$ 属于_____

（4）$1s^2 2s^2 2p^6 3s^2$ 属于_____

6. 原子核外电子按_____高低分层排布，每个电子层上最多能容纳的电子数为_____个，最外层电子数不超过_____个，次外层电子数不超过_____个。

7. 同周期元素的原子，在原子结构上具有相同的_____，从左到右金属性_____，非金属性_____。

8. 同主族元素的原子，在结构是具有相同的_____，从上到下金属性_____，非金属性_____。

9. 元素周期表中共有_____个周期，_____个族，其中短周期包括第_____、_____、_____周期，长周期包括第_____、_____周期，_____周期为不完全周期；主族包括_____、_____、_____、_____、_____、_____和_____。副族包括_____、_____、_____、_____、_____和_____。

10. 某金属阳离子 M^{3+}，它的核外电子排布与氖原子相同，该元素位于元素周期表中第_____周期，_____族，是_____元素，元素符号为_____。

三、名词解释

1. 能量最低原理

2. 保利不相容原理

3. 元素周期律

4. 电负性

四、问答题

1. 试用电子轨道排布式来表示下列各元素原子的核外电子排布；并指出它们各属于第几周期？第几族？

（1）$_{18}Ar$　　　　（2）$_{26}Fe$

2. 已知两种元素的原子的外层电子层结构分别为

（1）$4s^2$　　　　（2）$3s^2 3p^5$

试指出它们在周期系中各处于哪一周期？哪一族？哪一区？

3. 写出下列元素的名称、元素符号和核外电子排布式，并指出它们在周期表中的位置：

（1）第一种 p 区元素

（2）第四周期的第六种元素

（3）电负性最大的元素

4. 以下各"亚层"哪些可能存在，包含多少轨道？

（1）$2s$　　　（2）$3f$　　　（3）$4p$　　　（4）$2d$

5. 氢键是不是化学键？氢键的形成条件有哪些？

参考答案

一、选择题

1. C　　2. B　　3. D　　4. A　　5. B　　6. B　　7. C　　8. A　　9. D

10. D　　11. B　　12. B

二、填空题

1. 3　　3　　6。

2. 5　　5

3. 17　　7

4. 增大　　减小

5. （1）基态　　（2）激发态　　（3）激发态　　（4）基态

6. 能量　　$2n^2$8　　18

7. 电子层数　　依次减弱　　依次增强

8. 最外层电子数　　依次增强　　依次减弱

9. 7　16　1　2　3　4　5　第7　ⅠA　ⅡA　ⅢA　ⅣA　VA　ⅥA　ⅦA 和 0族　ⅠB　ⅡB　ⅢB　ⅣB　VB　ⅥB　ⅦB 和第Ⅷ族。

10. 3　　ⅢA　　铝　　Al

三、名词解释

1. 在能量相等的轨道上，电子总是以自旋方向相同的方式，尽先占据不同的轨道，使原子能量最低。

2. 在同一原子中不能有四个量子数完全相同的两个电子存在。

3. 元素的性质随着原子序数的递增呈周期性变化的规律。

4. 元素的电负性是指原子在分子中吸引成键电子的能力。

四、问答题

1. 答：

	电子结构	周期与族
${}_{18}$Ar	$1s^2 2s^2 2p^6 3s^2 3p^6$	第三周期，0族
${}_{26}$Fe	$1s^2 2s^2 2p^6 3s^2 3p^6 3d^6 4s^2$	第四周期，第Ⅷ族

2. 答：

	周期	族	区
（1）	四	ⅡA	s
（2）	三	0族	p

3. （1）硼、B、[He] $2s^2 2p^1$，第2周期，ⅢA；

　　（2）铬、Cr、[Ar] $3d^5 4s^1$，第4周期，ⅥB；

　　（3）氟、F、[He] $2s^2 2p^5$、第二周期，ⅥA；

4. （1）可能存在　　　　（2）不可能存在

　　（3）不可能存在　　　　（4）不可能存在

5. 氢键不是化学键，它属于一种分子间或分子内的弱相互作用力，它的形成条件是，一有氢原子参加，二是有一个非金属性强，原子半径小的原子（如 F、O、N）与氢原子结合。

（崔华良）

化 学 平 衡

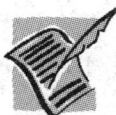 学 习 目 标

1. 掌握化学平衡的概念、表示方法及影响化学平衡的因素。
2. 熟悉化学平衡常数的概念及相关计算。
3. 了解影响化学反应速率的主要因素。

重点、难点解析

一、影响化学反应速率的主要因素

化学反应速率是指在一定条件下化学反应进行的快慢。

影响化学反应速率的主要因素有浓度、温度和催化剂。

浓度对化学反应速率的影响：反应物浓度愈大，反应速率愈快。因为当反应物的浓度增大时，增加了反应物之间的碰撞概率，使能发生反应的有效碰撞增加，所以反应速度加快。

温度对化学反应速率的影响：温度对化学反应速率的影响是升高温度，化学反应的速率加快。这是因为温度升高时，分子运动加快，分子间的碰撞次数增加，有效碰撞亦增加；同时，因温度升高时，分子的动能升高，使具有发生化学反应所需的最低能量的分子（即活化分子）的数目增加，因此化学反应速率加快。

催化剂对化学反应速率的影响：催化剂是能改变化学反应速率，而在反应前后本身的组成、质量和化学性质基本保持不变的一类物质。使用催化剂改变了反应的途径，降低了反应的活化能，从而使活化分子数增加，有效碰撞增加，导致化学反应速率加快。

二、不可逆反应与可逆反应

不可逆反应是指向一个方向进行到底的化学反应。写此类反应方程式时，反应物

与生成物之间用等号连接。

如：
$$2H_2 + O_2 \xrightarrow{\text{点燃}} 2H_2O$$

可逆反应是指反应在进行过程中，既可向正反应方向进行又可同时向逆反应方向进行的化学反应。写此类反应方程式时，反应物与生成物之间用可逆符号连接。

如：
$$2NO（g）+ O_2（g）\rightleftharpoons 2NO_2（g）$$

三、化学平衡

1. 化学平衡的概念

在可逆反应中，当正向反应速率与逆向反应速率相等时，反应达到平衡，称为化学平衡。化学平衡是一种动态的平衡。达到化学平衡时反应物浓度，生成物浓度均不随时间变化而变化。

2. 化学平衡常数的表示方法

对于可逆反应
$$aA + bB \rightleftharpoons cC + dD$$

当达到化学平衡时，化学平衡常数的表示式为

$$K = \frac{c_C^c c_D^d}{c_A^a c_B^b}$$

书写平衡常数表达式时，应注意以下几点：

（1）平衡常数表达式要与化学反应方程式相对应，并注明温度。如：

$$N_2O_4（g）\rightleftharpoons 2NO_2（g）$$

$$K = \frac{c_{NO_2}^2}{c_{N_2O_4}} = 0.36 \ （373K）$$

$$K = \frac{c_{NO_2}^2}{c_{N_2O_4}} = 3.2 \ （423K）$$

但在室温范围内平衡常数随着温度变化改变很小的反应，在室温条件下应用其平衡常数进行计算时，可以不注明温度。

（2）反应体系中有固体或纯液体参加时，它们的浓度不写入平衡常数表达式中，如：

$$CaCO_3（s）\rightleftharpoons CaO（s）+ CO_2（g）$$

$$K = c_{CO_2}$$

$$CO_2（g）+ C（s）\rightleftharpoons 2CO（g）$$

$$K = \frac{c_{CO}^2}{c_{CO_2}}$$

（3）稀溶液中进行的反应，有水参加或有水生成，水的浓度也不写入平衡常数表达式中。如：

$$Cr_2O_7^{2-} + H_2O \rightleftharpoons 2CrO_4^{2-} + 2H^+$$

$$K = \frac{c_{CrO_4^{2-}} \cdot c_{H^+}^2}{c_{Cr_2O_7^{2-}}}$$

（4）气相反应或固相气相反应，气体可分压表示。例如：

$$Fe_2O_3（s）+3CO（g）\rightleftharpoons 2Fe（s）+3CO_2（g）$$

$$K = \frac{p_{CO_2}^2}{p_{CO}^3}$$

3. 化学平衡常数的应用

（1）求平衡常数

【例 3 – 1】250℃时，将 0.8mol 的 PCl_5 放入 2L 的密闭容器中，反应：

$PCl_5（g）\rightleftharpoons PCl_3（g）+Cl_2（g）$ 达平衡，若此时 PCl_5 分解率为 25%，求平衡常数 K。

【解】

平衡时 PCl_5 的物质的量为：0.8（mol）－0.8（mol）×25% = 0.6（mol）根据反应方程式求出平衡时 PCl_5 和 Cl_2 的物质的量：

$$PCl_5（g）\rightleftharpoons PCl_3（g）+Cl_2（g）$$
$$0.6mol \qquad x \qquad y$$
$$x = y = 0.2（mol）$$

那么，反应达平衡时 $c_{PCl_5} = \frac{0.6（mol）}{2（L）} = 0.3（mol/L）$

同理，$c_{PCl_3} = c_{Cl_2} = 0.1mol/L$

因此，$K = \dfrac{c_{PCl_3} c_{Cl_2}}{c_{PCl_5}} = \dfrac{0.1 \times 0.1}{0.3} = 0.03$

（2）计算各物质的平衡转化率

【例 3 – 2】500℃时，向 500ml 的一密闭容器中充入 0.28g CO 和 0.18g 水，反应：$CO（g）+H_2O（g）\rightleftharpoons CO_2（g）+H_2（g）$ 达到平衡，已知500℃时，该化学反应的平衡常数 $K = 9$，求 CO 转化为 CO_2 的百分率。

【解】先求 CO 和 H_2O（g）的起始浓度：

$$c_{CO（起始）} = \frac{\dfrac{0.28g}{28g/mol}}{0.5L} = 0.02mol/L$$

同理，$c_{H_2O（g, 起始）} = 0.02mol/L$

而 $c_{CO_2（起始）} = c_{H_2（起始）} = 0 = 0$

设平衡时 $\qquad\qquad c_{CO_2（平）} = c_{H_2（平）} = x mol/L$

	CO	+	H_2O（g）	$\rightleftharpoons$	CO_2	+	H_2
起始浓度	0.02		0.02		0		0
平衡浓度	(0.02－x)		(0.02－x)		x		x

$$\frac{c_{CO_2}c_{H_2}}{c_{CO}c_{H_2O}} = K$$

$$\frac{x^2}{(0.02x)^2} = 9$$

解之得 $\qquad\qquad x = 0.015$

所以 CO 转化率 $= \dfrac{0.015}{0.02} \times 100\% = 75\%$

答：平衡时 CO 的转化率为 75%。

4. 影响化学平衡的因素

化学平衡是暂时的、相对的平衡。平衡条件改变了，平衡就会发生移动。浓度、压力、温度的变化都会对平衡产生影响，使平衡发生移动。

（1）浓度的影响　增加反应物浓度，平衡向生成物方向移动。增加产物浓度，平衡向形成反应物的方向移动。

（2）压力的影响　压力只对气体参与的反应的化学平衡有影响。与溶液反应中浓度对平衡的影响类似，增加反应物分压，平衡向生成物方向移动；增加生成物分压，平衡向形成反应物的方向移动。

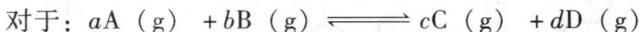

对于：$aA（g）+ bB（g）\rightleftharpoons cC（g）+ dD（g）$

改变总压只对 $a + b \neq c + d$ 的气体反应的平衡有影响，对 $a + b = c + d$ 的反应的平衡无影响。增加总压时，平衡将向气体分子总数减小的方向移动；减小总压时，平衡将向气体分子总数增加的方向移动。

（3）温度的影响　温度改变将导致平衡常数发生改变，从而导致平衡移动。升高温度，平衡向吸热反应方向移动；降低温度，平衡向放热反应方向移动。

总之，若改变处于平衡状态的条件，平衡将向减弱或消除这种改变的方向移动，这个规则称为平衡移动原理。催化剂只能影响反应速率，缩短到达平衡的时间，但化学平衡不改变。

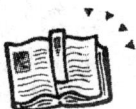

习　题

一、填空题

1. 影响化学反应速率的因素主要有_____、_____和_____。

2. 在同一反应条件下，能同时_____进行的化学反应叫可逆反应。

3. 向 $FeCl_3$（浅黄色）$+ 3KSCN \rightleftharpoons Fe（SCN）_3$（血红色）$+ 3KCl$ 的平衡体系中加入 $FeCl_3$ 溶液或 KSCN 溶液，混合液的红色_____，表明平衡向_____移动。

4. 对于 N_2O_4（无色）$\rightleftharpoons 2NO_2$（红棕色）$- Q$ 的平衡体系，升高温度，红棕色_____，表明平衡向_____移动；增大压力，红棕色_____。

5. 2C $\rightleftharpoons$ A + B 在一定条件下达到平衡：

（1）若升高温度，平衡向左移动，则正反应是_____反应。

（2）A 为气体，若增大压力平衡向右移动，则 C 为_____体，B 为_____体。

（3）A、B、C 均为气体时，若增大 A 的浓度，B 的浓度将_____，C 的浓度将_____。

6. 在 mA（g）＋nB（g）$\rightleftharpoons$ pC（g）＋qD（s）的平衡体系中，若增大压力，平衡向左移动，则 m、n、p、q 的关系是_____；若增大压力平衡不移动，则 m、n、p、q 之间的关系是_____。

7. 按照有效碰撞理论，活化能是_____。化学反应的活化能越大，反应速率越_____。

8. 催化剂是_____物质，催化剂使反应速率加快的原因是_____。

9. 在可逆反应 CO_2（g）＋C（s）$\rightleftharpoons$ 2CO（g）中：

（1）当反应达到平衡时，反应_____停止；

（2）若升高温度，平衡向左移动，说明正反应是_____热反应；

（3）可通过_____、_____等手段来提高产物的转化率。

10. 若反应 $2H_2$（g）＋O_2（g）$\rightleftharpoons$ $2H_2O$（g）＋Q 达到平衡时：

（1）增大压力平衡向_____移动，减小 O_2 浓度平衡向_____移动；

（2）降低温度平衡向_____移动，升高温度平衡向_____移动。

11. 若可逆反应 CO（g）＋H_2O（g）$\rightleftharpoons$ CO_2（g）＋H_2O（g）＋Q 达到平衡时：

（1）此时反应物、生成物浓度_____；

（2）加入催化剂后，可使_____加快，但不改变_____；

（3）若增加反应物浓度，既加快_____，又可使平衡向_____移动；

（4）增加压力，反应速率_____，化学平衡_____。

12. 若反应 $2NH_3$（g）$\rightleftharpoons$ N_2（g）＋$3H_2$（g）－Q 处于平衡：

（1）减小压力平衡向_____移动，升高温度平衡向_____移动；

（2）增加 NH_3 浓度平衡向_____移动，减小 H_2 浓度平衡向_____移动。

二、是非题

1. 温度升高，化学反应速率加快，主要是因为碰撞频率加大。（　　　）

2. 平衡常数 K 是无单位的常数，它与浓度或分压的变化无关，与温度有关。（　　　）

3. 活化能就是活化分子所具有的能量。（　　　）

4. 催化剂能同等程度地加快正反应速率和逆反应速率。

5. 对于化学平衡体系 H_2（g）＋I_2（g）$\rightleftharpoons$ 2HI（g），增大压力，平衡不移动。（　　　）

6. 使用催化剂可降低反应的活化能，所以会加快反应速率。（　　　）

7. 增大压力会加快化学反应速率。（　　　）

8. 升高温度对放热反应会减慢反应速率，对吸热反应才会加快反应速率。（　　　）

9. 在一定条件下，当可逆反应达平衡时，反应物和生成物的浓度相等。（　　　）

10. 反应物的本性是决定化学反应速率的主要因素。（　　　）

三、选择题

1. $2NO$（g）$+O_2$（g）$\rightleftharpoons 2NO_2$（g）$+Q$ 反应已达平衡状态，若使平衡向左移动，可（　　　）

    A. 增大压力　　　　　　　　　　B. 增加 O_2

    C. 升高温度　　　　　　　　　　D. 将 NO_2 引出体系

2. 在 CO（g）$+H_2O$（g）$\rightleftharpoons CO_2$（g）$+H_2$（g）$+Q$ 的反应达到平衡状态时，欲使平衡向右移动，采取的措施是（　　　）

    A. 升高温度　　　　　　　　　　B. 增大压力

    C. 加入催化剂　　　　　　　　　D. 增大 CO 的浓度

3. 下列反应达到平衡后，增大压力或降低温度，都能使平衡向左移动的是（　　　）

    A. $2NO$（g）$\rightleftharpoons 2NO_2$（g）$+Q$

    B. CO_2（g）$+H_2$（g）$\rightleftharpoons CO$（g）$+H_2O$（g）$-Q$

    C. C（s）$+O_2$（g）$\rightleftharpoons CO_2$（g）$+Q$

    D. $CaCO_3$（s）$\rightleftharpoons CaO$（s）$+CO_2$（g）$-Q$

4. 增大压力，下列平衡不发生移动的是（　　　）

    A. C（s）$+O_2$（g）$\rightleftharpoons CO_2$（g）　　B. N_2（g）$+3H_2$（g）$\rightleftharpoons 2NH_3$（g）

    C. $3O_2$（g）$\rightleftharpoons 2O_3$（g）　　　　　　D. $CaCO_3$（s）$\rightleftharpoons CaO$（s）$+CO_2$（g）

5. 下列说法错误的是（　　　）

    A. 同一反应，温度不同，其 K 值不同

    B. 不同反应，有不同的 K 值

    C. K 值愈大，说明平衡时反应物浓度愈小，生成物浓度愈大

    D. K 值既与浓度有关，也与温度有关

6. 对于反应 $2NO$（g）$+O_2$（g）$\rightleftharpoons 2NO_2$（g）$+Q$，下列说法正确的是（　　　）

    A. 增加压力，平衡向左移动　　　B. 改变压力，对平衡无影响

    C. 升高温度，平衡向左移动　　　D. 加入催化剂，平衡向右移动

7. 在 N_2（g）$+3H_2$（g）$\rightleftharpoons 2NH_3$（g）$+Q$ 的平衡体系中，可影响平衡常数的是（　　　）

    A. 加催化剂　　　　　　　　　　B. 降低温度

    C. 增加反应物浓度　　　　　　　D. 增加压力

8. 对于可逆反应：C（s）＋H$_2$O（g）$\rightleftharpoons$CO（s）＋H$_2$（g）－121kJ，下列叙述错误的是（　　　）

　　A. 达平衡后，升高温度使 $v_正$ 增大，$v_逆$ 减小

　　B. 达平衡后，加一定量的炭块，$v_正$ 基本不改变

　　C. 达平衡后，增大压力，$v_正$ 和 $v_逆$ 都发生改变

　　D. 达平衡后，加入催化剂使 $v_正$ 和 $v_逆$ 同倍数地增大

9. 在密闭容器中，N$_2$（g）＋3H$_2$（g）$\rightleftharpoons$2NH$_3$（g）的反应达到平衡时，若保持温度不变，缩小容器的体积，物质的量增加的是（　　　）

　　A. N$_2$　　　　　　　　　　　　　　B. H$_2$

　　C. NH$_3$　　　　　　　　　　　　　D. N$_2$、H$_2$ 和 NH$_3$

10. 接触法制硫酸过程中，能提高 SO$_2$ 转化率的措施是〔2SO$_2$（g）＋O$_2$（g）$\rightleftharpoons$2SO$_3$（g）＋196.8kJ〕（　　　）

　　A. 通入过量氧气　　　　　　　　B. 用 V$_2$O$_5$ 作催化剂

　　C. 升高温度　　　　　　　　　　D. 减小压力

四、问答题

1. 为什么催化剂只能影响化学反应速率，而不影响化学平衡？

2. 什么叫可逆反应？平衡常数 K 的意义是什么？

3. 影响化学反应速率的因素有哪些？怎样解释这些影响？

五、计算题

1. 某温度下反应 2HI（g）$\rightleftharpoons$ H$_2$（g）＋I$_2$（g）的平衡常数为 $\dfrac{1}{64}$，求平衡时 HI 的转化率。

2. 在 2L 的密闭容器中，充入 2mol 的 H$_2$O，800℃时反应达平衡：CO（g）＋H$_2$O（g）$\rightleftharpoons$CO$_2$（g）＋H$_2$（g），已知此时 $K=1$，求 CO 的转化率。

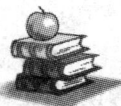

参考答案

一、填空题

1. 浓度（压力）　　温度　　催化剂

2. 向两个相反方向

3. 变深　　右

4. 变深　　右　　变浅

5. （1）放热　　（2）气　　固或液　　（3）减少　　增大

6. $m+n<p$　　　$m+n=p$

7. 活化分子所具有的能量与一般分子的平均能量之差　　慢

8. 能显著地改变反应速率而本身的组成、质量和化学性质在反应前后基本无变化的　　改变了反应途径，降低反应的活化能，从而使活化分子数增多，有效碰撞次数增加，导致反应速率加快

9. （1）并没有　　（2）放　　（3）增加反应物浓度　　降低温度

10. （1）右　　左　　（2）右　　左

11. （1）均为定值　　（2）反应速率　　平衡　　（3）反应速率　　右　　（4）加快　　不移动

12. （1）右　　右　　（2）右　　右

二、是非题

1. ×　　2. √　　3. ×　　4. √　　5. √　　6. √　　7. ×　　8. ×

9. ×　　10. √

三、选择题

1. C　　2. D　　3. D　　4. A　　5. D　　6. C　　7. B　　8. A

9. C　　10. A

四、问答题

1. 因为催化剂既降低正反应的活化能，也等同地降低逆反应的活化能，即其既加快正反应速率，也等同地加快逆反应速率，故它只影响到达平衡的时间，而不影响平衡状态。

2. 在同一反应条件下，能同时向两个相反方向进行的化学反应，叫作可逆反应。平衡常数 K 的意义：在恒温下，可逆反应达到平衡时，生成物浓度方次之积与反应物浓度方次之积的比值为常数。

3. 影响化学反应速率的因素有浓度、温度、压力、催化剂。当其他条件不变时，增大反应物的浓度，会增大反应速率；减小反应物的浓度，会减小反应速率。温度升高，反应速率加快；温度降低，反应速率减慢。

对于气体反应，增大压力就是增加单位体积中反应物的物质的量，即是增大反应物的浓度，因而可以增大反应速率；减小压力，气体的体积扩大，反应物浓度减小，因而可以减小反应速率。使用催化剂能加快反应速率。

五、计算题

1. 解：设起始 $c_{HI(始)}=a$（mol/L）　　平衡时消耗 $c_{HI(耗)}=b$（mol/L）

$$2HI\ (g) \rightleftharpoons H_2\ (g)\ +I_2\ (g)$$

起始浓度（mol/L）　　　a　　　　　0　　　　　0

平衡浓度（mol/L）　　$(a-b)$　　　$\dfrac{b}{2}$　　　　$\dfrac{b}{2}$

$$K = \frac{c_{H_2}c_{I_2}}{c_{HI}^2} = \frac{\dfrac{b}{2} \cdot \dfrac{b}{2}}{(a-b)^2} = \frac{1}{64}$$

$$\frac{\dfrac{b}{2}}{(a-b)} = \frac{1}{8}$$

得　　　　　　　　　　　$a = 5b$

所以　　　　　HI 转化率 $= \dfrac{b}{5b} = 100\% = 20\%$

2. 解：设平衡时 $C_{CO} = C_{H_2} = x\,mol/L$

$$CO\ (g)\ +H_2O\ (g) \rightleftharpoons CO_2\ (g)\ +H_2\ (g)$$

起始浓度（mol/L）$\dfrac{2}{2}$　　　$\dfrac{2}{2}$　　　　　0　　　　　0

平衡浓度（mol/L）$(1-x)$　$(1-x)$　　　　x　　　　x

$$K = \frac{c_{CO_2}c_{H_2}}{c_{CO}c_{H_2O}} = \frac{x \cdot x}{(1-x)\ (1-x)} = 1$$

解方程得　　　　　　　$x = \dfrac{1}{2}$（mol/L）

$$CO\ 转化率 = \frac{\dfrac{1}{2}}{1} \times 100\% = 50\%$$

答：CO 的转化率为 50%。

（徐祥云）

第四章

电　解　质

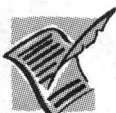 **学 习 目 标**

1. 掌握同离子效应；水的质子自递反应及弱电解质溶液的 pH 计算；缓冲溶液的概念、缓冲溶液的组成、缓冲机制、缓冲溶液 pH 的计算及在医学上的意义。

2. 熟悉理解弱电解质的解离平衡、解离常数及解离度；酸碱质子理论的基本概念及酸碱反应的实质；缓冲溶液的配制。

3. 了解解离常数、解离度、溶液浓度之间的关系。

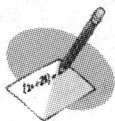 **重点、难点解析**

一、弱电解质在溶液中的解离

（一）弱电解质的解离平衡

1. 解离平衡和解离常数

在一定温度下，当正反应速率与逆反应速率相等时，解离达到动态平衡，称为解离平衡。

如弱电解质醋酸在溶液中的解离：

$$HAc \rightleftharpoons H^+ + Ac^-$$

醋酸的解离平衡常数表达式为：

$$K_i = \frac{[H^+][Ac^-]}{[HAc]}$$

式中 $[H^+]$、$[Ac^-]$ 和 $[HAc]$ 分别表示平衡浓度，K_i 为解离平衡常数，简称解离常数。通常弱酸的解离常数用 K_a 表示，弱碱的解离常数用 K_b 表示。通过比较不同弱电解质的 K_i 值，可判断它们解离能力的强弱。

2. 解离度

解离度是在一定温度下，弱电解质在溶液中达到解离平衡时，已解离的弱电解质分子数和原有的弱电解质分子总数之比。通常用 α 来表示。

$$\alpha = \frac{已解离的电解质分子数}{电解质分子总数}$$

注意：解离常数和解离度是两个不同的概念，它们从不同的角度表示弱电解质的相对强弱。在温度、浓度相同的条件下，解离度越小，电解质越弱。解离常数和解离度都能衡量弱电解质解离程度的大小，当 $c/K_i \geq 500$ 时，它们之间存在如下关系：

$$K_i = c\alpha^2 \text{ 或 } \alpha = \sqrt{\frac{K_i}{c}}$$

（二）同离子效应和盐效应

1. 同离子效应

在弱电解质溶液中，加入与弱电解质具有相同离子的强电解质时，使弱电解质的解离度减小的现象，称为同离子效应。

【例题 4 - 1】在 10ml 0.1mol·L^{-1} $NH_3 \cdot H_2O$ 溶液中加入少量 NH_4Cl 晶体，下列说法正确的是

A. $NH_3 \cdot H_2O$ 的解离常数 K_b 减小

B. $NH_3 \cdot H_2O$ 的解离常数 K_b 增大

C. 溶液的 pH 减小

D. 溶液的 pH 增大

【解】C

【解法指导】因为在一定温度下，K_a 或 K_b 不受溶液中其他共存物质的影响，故 A、B 不正确；在 $NH_3 \cdot H_2O$ 中加入 NH_4Cl，溶液中 NH_4^+ 浓度增大，解离平衡向左移动，从而降低了氨水的解离度，产生同离子效应，溶液中〔OH^-〕降低，〔H^+〕增大，即溶液的 pH 减小。故答案应为 C。

2. 盐效应

在弱电解质溶液中，加入与弱电解质不含相同离子的强电解质时，使弱电解质的解离度增大的现象，称为盐效应。

注意：产生同离子效应时，必然伴随盐效应的发生，两种效应的结果是相反的，但同离子效应对解离度的影响远远超过了盐效应。因此，在讨论同离子效应时，通常忽略其伴随的盐效应。

二、酸碱质子理论

（一）酸碱的定义

凡能给出质子（H^+）的物质都是酸；凡能接受质子的物质都是碱。

酸给出质子后成为碱，碱接受质子后成为酸，这种相互依存的关系称为共轭关系。仅相差 1 个质子的一对酸碱称为共轭酸碱对。酸和碱相互依存，又可以相互转化。在一对共轭酸碱对中，共轭酸的酸性愈强，其共轭碱的碱性愈弱；反之亦然。

注意：作为酸和碱可以是中性分子、阴离子或阳离子。而有些物质如 H_2O、HCO_3^- 等既可以给出质子又可以接受质子，因此称为两性物质。

（二）酸碱反应的实质

根据酸碱质子理论，酸碱反应实际上是酸失去质子，碱得到质子，酸把质子传递给碱的过程。其实质是两个共轭酸碱对间的质子传递，可用下式表示：

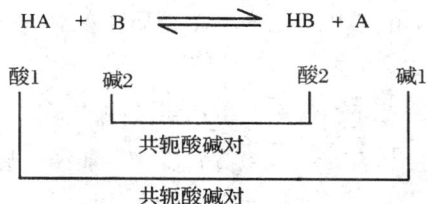

$$HA + B \Longleftrightarrow HB + A$$

酸1　　碱2　　　　　酸2　　碱1

共轭酸碱对

共轭酸碱对

【例题 4 - 2】对于下列反应，不正确的叙述是。

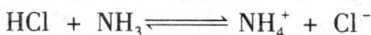

$$HCl + NH_3 \Longleftrightarrow NH_4^+ + Cl^-$$

A. 此反应为酸碱反应　　　　B. HCl 的共轭碱是 Cl^-

C. NH_3 的共轭酸是 NH_4^+　　　　D. HCl 是强酸，则 Cl^- 一定是强碱

【解】D

【解法指导】在此反应中，HCl 将质子转移给了 NH_3，这是一个质子转移反应，因此 A 正确；HCl 是共轭酸，给出质子后生成的 Cl^- 是其共轭碱，NH_3 是共轭碱，接受质子后生成的 NH_4^+ 是其共轭酸，故 B、C 均正确；在一对共轭酸碱对中，共轭酸的酸性愈强，其共轭碱的碱性愈弱；反之亦然，因为 HCl 是强酸，则其共轭碱 Cl^- 一定是弱碱，故 D 不正确。

三、水的质子自递反应和溶液 pH 计算

（一）水的质子自递反应

在水分子间能够发生质子的传递反应，称为水的质子自递反应。反应方程式如下：

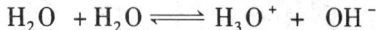

$$H_2O + H_2O \Longleftrightarrow H_3O^+ + OH^-$$

298. 15K 时：$K_w = [H_3O^+][OH^-] = 1.0 \times 10^{-14}$

（二）共轭酸碱对 K_a、K_b 的关系

$$K_a \cdot K_b = [H_3O^+][OH^-] = K_w$$

$$K_a \cdot K_b = K_w$$

$$pK_a + pK_b = pK_w$$

注意：共轭酸碱对，才能有确定的 $K_a \cdot K_b = K_w$ 关系。

共轭酸碱对的 K_a 与 K_b 成反比，说明酸愈弱，其共轭碱愈强；碱愈弱，其共轭酸愈强。

【例题 4 - 3】298. 15K 时，已知 $NH_3 \cdot H_2O$ 的 $K_b = 1.76 \times 10^{-5}$，计算 NH_4^+ 的解离

常数。

【解】因为 NH_4^+ 是 $NH_3 \cdot H_2O$ 的共轭酸，则：

$$K_{a,NH_4^+} = \frac{K_w}{K_b} = \frac{1 \times 10^{-14}}{1.76 \times 10^{-15}} = 5.68 \times 10^{-10}$$

注意：多元弱酸，如 H_2CO_3、H_2S、H_2SO_3、H_3PO_4 等，它们的解离是分步进行的，每一步解离都有相应的解离常数，通常用 K_{a1}、K_{a2}、K_{a3} 表示。多元弱碱如 Na_2S、Na_2CO_3、Na_3PO_4，它们在水溶液中也是分步接受质子的，每一步的解离也有相应的解离常数，通常用 K_{b1}、K_{b2}、K_{b3} 表示，

【例题 4-4】分别计算二元碱 Na_2CO_3 在水溶液中的 K_{b1}、K_{b2}。

【解】二元碱 Na_2CO_3 在水溶液中，CO_3^{2-} 分步接受质子。则：

$$CO_3^{2-} + H_2O \Longrightarrow OH^- + HCO_3^-$$

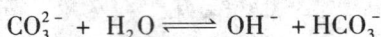

$$K_{b1} = \frac{[OH^-][HCO_3^-]}{[CO_3^{2-}]} = \frac{K_w}{K_{a2}} = \frac{1.0 \times 10^{-14}}{5.61 \times 10^{-11}} = 1.8 \times 10^{-4}$$

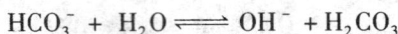

$$HCO_3^- + H_2O \Longrightarrow OH^- + H_2CO_3$$

$$K_{b2} = \frac{[OH^-][H_2CO_3]}{[HCO_3^-]} = \frac{K_w}{K_{a1}} = \frac{1.0 \times 10^{-14}}{4.30 \times 10^{-7}} = 2.3 \times 10^{-8}$$

(三) 一元弱酸、弱碱溶液 pH 的计算

1. 一元弱酸

当 $K_a \cdot c_a \geq 20K_w$ 时，$c_a/K_a \geq 500$ 时：

$$[H_3O^+] = \sqrt{K_a \cdot c_a}$$

注意：上述公式是计算一元弱酸溶液中 $[H_3O^+]$ 的最简式。

当 $K_b \cdot c_b \geq 20K_w$，$c_b/K_b \geq 500$ 时：可以得出计算一元弱碱溶液中 $[OH^-]$ 的最简式：

$$[OH^-] = \sqrt{K_b \cdot C_b}$$

$$pH = 14 - pOH$$

注意：上述公式是计算一元弱碱溶液中 $[H_3O^+]$ 的最简式。

四、缓冲溶液

(一) 缓冲溶液和缓冲机制

1. 缓冲溶液及其组成

能抵抗外来少量强酸、强碱或适当稀释，而保持其 pH 几乎不变的溶液称为缓冲液。缓冲溶液对强酸、强碱或适当稀释的抵抗作用称为缓冲作用。

缓冲溶液是由具有足够浓度、适当比例的共轭酸碱对的两种物质组成。通常把组成缓冲溶液的共轭酸碱对称为缓冲对或缓冲系。

2. 缓冲机制

缓冲溶液具有缓冲作用，是因为溶液中同时含有抗酸成分（共轭碱）和抗碱成分（共轭酸），能够对抗外来的少量酸或少量碱，而保持溶液的 pH 几乎不变。

缓冲作用是在有足量的抗酸成分和抗碱成分共存的缓冲体系中，通过共轭酸碱对之间的质子传递平衡移动来实现的。

注意：缓冲溶液的缓冲作用是有一定限度的。当加入过多的酸或碱时，使缓冲溶液中的抗酸成分或抗碱成分几乎耗尽，缓冲溶液就会失去缓冲作用，溶液的 pH 将会明显改变。

【例题 4 – 5】将 $0.1mol \cdot L^{-1}$ 的 CH_3COOH 溶液和 $0.1mol \cdot L^{-1}$ 的 CH_3COONa 溶液等体积混合，溶液中大量存在的离子有_____，大量存在的分子有_____。若向混合溶液中加少量强酸，溶液的 pH 几乎不变，其理由是_____。若向混合溶液中加少量强碱，溶液的 pH 也几乎不变，其理由是_____

【解】Na^+、CH_3COO^-；CH_3COOH；溶液中大量的 CH_3COO^- 结合了加入的少量的酸所解离出的 H^+，使溶液的酸碱性基本保持不变；加入的少量的碱所解离出的 OH^-，促进了溶液中 CH_3COOH 的解离，CH_3COOH 的解离出的 H^+ 中和了加入的 OH^-，使溶液的酸碱性基本保持不变。

【解法指导】混合溶液中 CH_3COONa 全部解离，CH_3COOH 微弱解离，溶液中大量存在的离子为 Na^+、CH_3COO^-；溶液中大量存在的分子为 CH_3COOH。由于溶液中存在大量 CH_3COO^-，当向混合溶液中加少量强酸时，则绝大多数 H^+ 与其结合成 CH_3COOH，故溶液的 pH 基本保持不变；同样，由于溶液中有大量的 CH_3COOH，当向混合溶液中加少量强碱时，则绝大多数 OH^- 与 CH_3COOH 反应成 CH_3COO^- 和 H_2O，故溶液的 pH 也基本保持不变。

（二）缓冲溶液 pH 的计算

$$pH = pK_a + \lg \frac{[A^-]}{[HA]}$$

或
$$pH = pK_a + \lg \frac{共轭碱}{共轭酸}$$

（1）式中 ［HA］ 和 ［A⁻］ 均为平衡浓度。$\frac{[A^-]}{[HA]}$ 称为缓冲比。

（2）由于在 HA 和 A⁻ 缓冲体系中产生同离子效应，使 HA 解离很少，因此，［HA］ 和 ［A⁻］ 可以分别用初始浓度 c_{HA} 和 c_{A^-} 来表示。

由计算公式可知：

（1）缓冲溶液的 pH 主要决定于弱酸的 pK_a，其次是缓冲比。

（2）温度一定时，确定缓冲系后，缓冲溶液的 pH 将随着缓冲比的改变而变化。当缓冲比为 1 时，$pH = pK_a$。

（3）适当加水稀释缓冲溶液时，因缓冲比不变，缓冲溶液的 pH 也基本不变，即缓冲溶液具有一定的抗稀释能力。

（三）缓冲容量

1. 缓冲容量

缓冲容量是指能使 1L（或 1ml）缓冲溶液的 pH 改变一个单位所加一元强酸或一元强碱的物质的量（mol 或 mmol）。常用 β 表示。

$$\beta = \frac{n}{V|\Delta pH|}$$

缓冲容量越大，说明缓冲溶液的缓冲能力越强。

2. 影响缓冲容量的因素

对于同一缓冲系，缓冲容量的大小取决于缓冲溶液的总浓度和缓冲比。

（1）总浓度对 β 的影响

总浓度是缓冲溶液中弱酸和共轭碱的浓度之和。对于同一缓冲系，当缓冲比一定时，总浓度越大，缓冲容量越大；反之，总浓度越小，缓冲能力越小。

（2）缓冲比对 β 的影响

对于同一缓冲系，当缓冲溶液的总浓度一定时，缓冲比愈接近 1，缓冲容量愈大；缓冲比愈远离 1，缓冲容量愈小。缓冲比等于 1 时，缓冲容量最大，此时，$pH = pK_a$。

$pH = pK_a \pm 1$，称为缓冲溶液的缓冲范围。不同的缓冲系，由于 pK_a 不同，其缓冲范围也不同。

（四）缓冲溶液的配制

一般按下述原则和步骤进行。

1. 选择适当的缓冲系

使所需配制的缓冲溶液的 pH 在所选缓冲系的缓冲范围（$pK_a \pm 1$）之内，并尽量接近弱酸的 pK_a，以使所配缓冲溶液有较大的缓冲容量。

2. 缓冲溶液的总浓度要适当

缓冲溶液的总浓度太低或过高均不适用。因此，在实际应用中，缓冲溶液的总浓度一般在 $0.05 mol \cdot L^{-1} \sim 0.2 mol \cdot L^{-1}$ 之间。

3. 计算所需缓冲系的量

为配制方便，通常使用相同浓度的弱酸及其共轭碱（$c_{弱酸} = c_{共轭碱}$）。如：

设缓冲溶液总体积为 V，则 $V = V_{弱酸} + V_{共轭碱}$。

缓冲溶液的 pH 为：

$$pH = pK_a + \lg\frac{V_{共轭碱}}{V_{弱酸}}$$

利用上述公式，可求得配制一定体积缓冲溶液所需的缓冲对的体积比。

【例题 4 - 6】计算配制 pH = 7.0 的磷酸盐缓冲溶液，需在 200 ml $0.1 mol \cdot L^{-1}$ 的 KH_2PO_4 溶液中加入 $0.1 mol \cdot L^{-1} NaOH$ 溶液多少毫升？（已知 H_3PO_4 的 $pK_{a2} = 7.21$）

【解】设需加入 $0.1 mol \cdot L^{-1} NaOH$ x mL

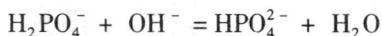

$$H_2PO_4^- + OH^- = HPO_4^{2-} + H_2O$$

生成的 HPO_4^{2-} 和反应后剩余的 $H_2PO_4^-$ 组成缓冲系。则：

$$[H_2PO_4^-]_{剩} = \frac{n_{H_2PO_4^-} - n_{OH^-}}{V}$$

$$= \frac{200 \times 0.1 - 0.1x}{200 + x} = \frac{0.1(200 - x)}{200 + x}$$

$$[HPO_4^{2-}] = \frac{n_{OH^-}}{V} = \frac{0.1x}{200 + x}$$

则

$$\frac{[HPO_4^{2-}]}{[H_2PO_4^-]_{剩}} = \frac{x}{200 - x}$$

$$pH = pK_{a2} + lg\frac{[HPO_4^{2-}]}{[H_2PO_4^-]_{剩}}$$

$$7.0 = 7.21 + lg\frac{x}{200 - x} \quad x = 76.3 \quad (ml)$$

需在 200 毫升 $0.1 mol \cdot L^{-1}$ 的 KH_2PO_4 溶液中加入 $0.1 mol \cdot L^{-1} NaOH$ 溶液 76.3 毫升可配得 pH 为 7.0 的缓冲溶液。

（五）血液中的缓冲系

血液中存在的缓冲系主要有：

血浆中：$H_2CO_3 - HCO_3^-$；$H_nP - H_{n-1}P^-$（H_nP 代表蛋白质）；$H_2PO_4^- - HPO_4^{2-}$

血液中的主要缓冲系是 $H_2CO_3 - HCO_3^-$。因为，在血液中浓度最高，缓冲能力最大，对维持血液正常的 pH 起着决定性的作用。

红细胞中：$H_2b - Hb^-$（H_2b 代表血红蛋白）；$H_2bO_2 - HbO_2^-$（H_2bO_2 代表氧合血红蛋白）；$H_2CO_3 - HCO_3^-$；$H_2PO_4^- - HPO_4^{2-}$

在红细胞内的缓冲系中，以血红蛋白和氧合血红蛋白最重要。血液对体内代谢产生的大量 CO_2 的转运，主要是靠它们实现的。

总之，由于血液中多种缓冲系的缓冲作用和及肺、肾的调节作用，使得正常人血液的 pH 维持在 7.35 ~ 7.45 之间。

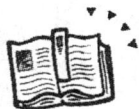

习 题

一、名词解释

1. 同离子效应　　2. 缓冲溶液　　3. 缓冲容量　　4. 共轭酸碱对

二、填空题

1. 对于弱电解质来说，浓度越小则解离度_____，温度越高解离度_____。

2. 同离子效应是指在弱电解质溶液中，加入_____时，使弱电解质的_____

减小的现象。

3. K_a、K_b、K_w 分别称为_____、_____和_____，它们的大小与_____和_____有关，而与_____无关。

4. 一对共轭酸碱的 K_a 与 K_b 之间的关系是_____。

5. $NaH_2PO_4 - Na_2HPO_4$ 缓冲溶液中，抗酸成分是_____，抗碱成分是_____。

6. 缓冲溶液的缓冲容量与_____和_____有关。

三、是非题

1. pH = 1 的溶液酸性最强，pH = 14 的溶液碱性最强。（ ）

2. 电解质的电离度与溶液浓度有关，溶液浓度越大，电解质的电离度越小。（ ）

3. 弱电解质的解离平衡常数既与温度有关又与浓度有关。（ ）

4. 在弱电解质溶液里，加入和弱电解质具有相同离子的强电解质，弱电解质的解离度增大。（ ）

5. 根据酸碱质子理论，酸碱反应的实质是两个共轭酸碱对间的质子传递，（ ）

6. 水的离子积常数 K_w 只与温度有关，温度升高，K_w 减小。（ ）

7. 对共轭酸碱来说，共轭酸的酸性越弱，其共轭碱的碱性越强，反之亦然。（ ）

8. 在红细胞内的缓冲系中，以血红蛋白和氧合血红蛋白最重要。（ ）

四、选择题

（一）单项选择题

1. 下列弱酸中，酸性较强的是
   A. HAc（$K_a = 1.76 \times 10^{-5}$）　　　　B. HCN（$K_a = 4.93 \times 10^{-10}$）
   C. H_2CO_3（$K_{a1} = 4.3 \times 10^{-7}$）　　　D. H_2S（$K_{a1} = 9.1 \times 10^{-8}$）

2. 下列弱碱中，碱性最弱的是
   A. Ac^-（$K_b = 1.0 \times 10^{-9}$）　　　B. NH_3（$K_b = 1.76 \times 10^{-6}$）
   C. $Zn(OH)_2$（$K_{b1} = 4.4 \times 10^{-5}$）　D. S^{2-}（$K_b = 1.1 \times 10^{-5}$）

3. 下列两种溶液混合能产生同离子效应的是
   A. HCl 和 NaCl　　　　　　　　B. NaOH 和 NaCl
   C. H_2CO_3 和 HAc　　　　　　　D. HAc 和 NaAc

4. 根据酸碱质子理论，下列分子或离子在水溶液中只能做酸的是
   A. HCN　　　B. HS^-　　　C. $H_2PO_4^-$　　　D. NH_3

5. HPO_4^{2-} 的共轭碱是
   A. OH^-　　　B. $H_2PO_4^-$　　　C. H_3PO_4　　　D. PO_4^{3-}

6. 按照酸碱质子理论，Na_2HPO_4 属于

    A. 中性物质   B. 酸性物质   C. 碱性物质   D. 两性物质

7. 欲使 $1\ mol \cdot L^{-1}NH_3 \cdot H_2O$ 溶液中 $[OH^-]$ 增大，可采取的方法是

    A. 加水   B. 加 NH_4Cl C. 加 NaOH   D. 加 $0.1\ mol \cdot L^{-1}HCl$

8. 已知 HCN 的 $K_a = 5.0 \times 10^{-10}$，则 CN^- 的 K_b 为

    A. 2.0×10^{-5} B. 5.0×10^{-10} C. 5.0×10^{-4} D. 5.0×10^{-24}

9. 血液中的主要抗酸成分是

    A. H_2CO_3 B. Na_2CO_3 C. $NaHCO_3$ D. Na_3PO_4

10. $H_2PO_4^-$ 的共轭碱是

    A. H_3PO_4 B. HPO_4^{2-} C. PO_4^{3-} D. OH^-

11. 共轭酸碱对的 K_a 和 K_b 的关系是

    A. $K_a = K_b$ B. $K_aK_b = 1$ C. $K_a / K_b = K_w$ D. $K_aK_b = K_w$

12. $1\ mol \cdot L^{-1}$ 某弱酸 HA（$K_a = 1 \times 10^{-4}$）的水溶液 pH 为

    A. 8.0   B. 2.0   C. 3.0   D. 4.0

13. 用纯水将下列溶液稀释 10 倍时，其中 pH 变化最小的是

    A. $0.1\ mol \cdot L^{-1}HCl$ 溶液

    B. $0.1\ mol \cdot L^{-1}NH_3 \cdot H_2O$ 溶液

    C. $0.1\ mol \cdot L^{-1}HAc$ 溶液

    D. $0.1\ mol \cdot L^{-1}H Ac$ 溶液 + $0.1\ mol \cdot L^{-1}NaAc$ 溶液

14. 已知某碱 A^- 的 $K_b = 5.0 \times 10^{-7}$，则 HA 的 K_a 为

    A. 2.0×10^{-5} B. 2.0×10^{-8} C. 5.0×10^{-8} D. 5.0×10^{-24}

15. 下列物质中，不能作为缓冲溶液的是

    A. 氨水 – 氯化铵溶液   B. 醋酸 – 醋酸钠溶液

    C. 碳酸钠 – 碳酸氢钠   D. 醋酸 – 氯化钠

（二）多项选择题

16. 根据酸碱质子理论，下列离子中既可作酸，又可作碱的是

    A. HPO_4^{2-} B. HCO_3^- C. NH_4^+ D. Ac^- E. SO_4^{2-}

17. 下列物质属于共轭酸碱对的是

    A. $H_2SO_4 - SO_4^{2-}$ B. $HS^- - S^{2-}$

    C. $HAc - Cl^-$ D. $H_3PO_4 - H_2PO_4^-$

    E. $HCl - Ac^-$

18. 影响缓冲溶液缓冲容量大小的因素是

    A. 缓冲溶液的总浓度   B. 缓冲溶液的 pH 范围

    C. 缓冲比   D. 外加的酸量

    E. 外加的碱量

19. 对于 $HCl + NH_3 \rightleftharpoons NH_4^+ + Cl^-$ 反应，正确的叙述是

    A. 此反应为酸碱反应   B. HCl 的共轭碱是 Cl^-

    C. NH_3 的共轭酸是 NH_4^+ D. HCl 是强酸，则 Cl^- 一定是强碱

    E. HCl 是强酸，则 Cl^- 一定是弱碱

20. 在 10ml $0.1mol \cdot L^{-1}$ HAc 溶液中加入少量 NaAc 晶体，下列说法正确的是

    A. HAc 的解离常数 K_a 减小   B. HAc 的解离常数 K_a 增大

    C. HAc 的解离度 α 减小   D. HAc 的解离度 α 增大

    E. 产生同离子效应

五、问答题

1. 举例说明缓冲溶液的缓冲作用原理。

2. 试说明为何正常人体血液的 pH 能维持在 7.35 ~ 7.45 之间？

六、计算题

1. 计算下列溶液的 pH

（1）$0.001mol \cdot L^{-1}$ 的 NaOH 溶液   （2）$0.01mol \cdot L^{-1}$ 的 $NH_3 \cdot H_2O$ 溶液

（3）$0.04mol \cdot L^{-1}$ H_2CO_3 （4）$0.200 mol \cdot L^{-1}$ 的氯化铵

2. 欲配制 1.00 L HAc 浓度为 $1.00mol \cdot L^{-1}$，pH = 4.50 的缓冲溶液，需加入多少克 NaAc $\cdot 3H_2O$ 固体？（HAc 的 $pK_a = 4.75$，NaAc $\cdot 3H_2O$ 的相对分子质量为 136.0）

3. 将 10ml $0.1mol \cdot L^{-1}$ KH_2PO_4 溶液和 10ml $0.1mol \cdot L^{-1}$ Na_2HPO_4 溶液混合，求此溶液的 pH。（已知 H_3PO_4 的 $pK_{a1} = 2.12$、$pK_{a2} = 7.21$、$pK_{a3} = 12.36$）

4. 在 37℃ 下测得某血浆样品中 $[H_2CO_3^-]$ 和 $[CO_2]$ 浓度分别 $0.024mol \cdot L^{-1}$ 和 $0.0012 mol \cdot L^{-1}$，计算该血浆样品的 pH。（37℃ 下血浆中 H_2CO_3 的 $pK_{a1} = 6.10$）

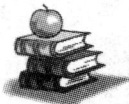 **参 考 答 案**

一、名词解释

（略）

二、填空题

1. 越大   越大

2. 具有相同离子的强电解质   解离度

3. 弱酸的解离常数   弱碱的解离常数   水的离子积   物质的本质   温度   浓度

4. $K_a \cdot K_b = K_w$

5. Na_2HPO_4　　　NaH_2PO_4

6. 总浓度　　　缓冲比

三、是非题

1. ×　　2. √　　3. ×　　4. ×　　5. √　　6. ×　　7. √　　8. √

四、选择题

（一）单项选择题
1. A　　2. A　　3. D　　4. A　　5. D　　6. D　　7. C　　8. A　　9. C

10. B　　11. D　　12. B　　13. D　　14. B　　15. D

（二）多项选择题
16. AB　　17. BD　　18. AC　　19. ABCE　　20. CE

五、问答题

1. 现以 HAc – NaAc 组成的缓冲溶液为例，说明缓冲溶液的缓冲作用原理。

在 HAc – NaAc 缓冲系中，NaAc 是强电解质，HAc 是弱电解质。因此，在 HAc – NaAc 缓冲系中存在大量的 HAc 和 Ac^-，而且 HAc 和 Ac^- 是共轭酸碱对，在水溶液中存在如下的质子传递平衡：

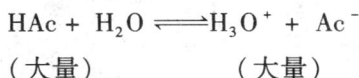

$$HAc + H_2O \Longleftrightarrow H_3O^+ + Ac^-$$
　　（大量）　　　　　　（大量）

当向 HAc – NaAc 缓冲系中加入少量强酸时，溶液中的 Ac^- 接受 H_3O^+ 传递的 H^+，使上述平衡向左移动，消耗掉外加的 H_3O^+，溶液中 H_3O^+ 浓度没有明显升高，溶液的 pH 几乎保持不变。因此，共轭碱 Ac^- 称为此缓冲溶液的抗酸成分。

当向 HAc – NaAc 缓冲系中加入少量强碱时，OH^- 接受 H_3O^+ 传递的 H^+，使上述平衡向右移动，HAc 分子进一步解离以补充消耗掉的 H_3O^+，而溶液中 H_3O^+ 浓度没有明显降低，溶液的 pH 几乎保持不变。因此，共轭酸 HAc 称为此缓冲溶液的抗碱成分。

由此可见，缓冲作用是在有足量的抗酸成分和抗碱成分共存的缓冲体系中，通过共轭酸碱对之间的质子传递平衡移动来实现的。

2. 血液中的主要缓冲系是 $H_2CO_3 – HCO_3^-$。因为，在血液中浓度最高，缓冲能力最大，对维持血液正常的 pH 起着决定性的作用。

$H_2CO_3 – HCO_3^-$ 缓冲系是来源于呼吸作用的 CO_2 溶于血液生成的 H_2CO_3，与其解离产生的 HCO_3^-，以及血液中贮存的 HCO_3^- 达成以下平衡：

$$CO_2（aq）+ H_2O \Longleftrightarrow H_2CO_3 \Longleftrightarrow H^+ + HCO_3^-$$

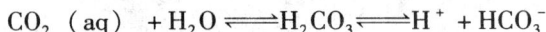

正常情况下，当体内代谢产生酸性物质时，血液中大量存在的抗酸成分 HCO_3^- 就

会与 H^+ 结合，上述平衡向左移动，使 $[H^+]$ 不发生明显的改变。

同理，当体内碱性物质增加时，H^+ 与 OH^- 结合成 H_2O，使上述平衡向右移动，抗碱成分 H_2CO_3 离解，以补充消耗的 H^+，维持血液 pH 不发生明显变化。

随着上述平衡的移动，当机体内 CO_2（aq）和 HCO_3^- 浓度改变时，可由肺的呼吸作用和肾脏的生理功能获得补偿或调节，使得血液中的 CO_2（aq）和 HCO_3^- 的浓度保持相对稳定。因此，血液中的碳酸缓冲系总能保持相当强的缓冲能力。

六、计算题

1.（1）11　　　（2）10.63　　　（3）3.89　　　（4）4.97

2. 76.48g

3. 7.21

4. 7.40

（傅春华）

第五章

烃

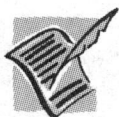

学 习 目 标

1. 掌握烷烃、烯烃、炔烃的结构特点、命名及化学性质；sp^3、sp^2、sp 杂化；σ 键、π 键；伯、仲、叔、季碳原子；苯的同系物的命名、同分异构现象及苯和同系物的化学性质。

2. 熟悉理解有机物中碳原子的成键特点；共轭二烯烃的结构及化学性质；脂环烃的分类、命名和环烷烃的稳定性。

3. 了解各类开链烃物理性质的变化规律；常见的稠环芳烃；初步树立结构决定性质的基本思想。

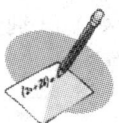

重点、难点解析

一、烷烃

烷烃是指分子中碳原子之间以单键相连，其余价键全部与氢原子结合的链烃，又称饱和链烃。通式为 C_nH_{2n+2}。

（一）烷烃的结构与同分异构现象

1. 烷烃的结构

烷烃分子中碳原子均为 sp^3 杂化，原子之间都以单键相连。形成 C — C 键和 C — H 键，均为 σ 键。

由成键原子的原子轨道沿着轨道对称轴方向以"头碰头"的方式相互重叠所形成的共价键称为 σ 键。其特点是形成的 σ 键可以围绕键轴自由旋转，原子间电子云密度大，比较牢固，可以单独存在。

由于烷烃中碳原子都是 sp^3 杂化，烷烃分子中键角虽然不完全相等，但基本上都接近 $109°28'$，故烷烃碳链的立体形状不是直线形，而呈曲折的锯齿形。

2. 烷烃的同分异构现象

烷烃的同分异构现象，是由于碳链结构不同而产生的，这种异构称为碳链异构。在烷烃分子中，除甲烷、乙烷和丙烷外，其他烷烃都存在同分异构现象。

碳原子的种类：

伯碳原子（一级或1°）：与1个碳原子直接相连的碳原子。

仲碳原子（二级或2°）：与2个碳原子直接相连的碳原子。

叔碳原子（三级或3°）：与3个碳原子直接相连的碳原子。

季碳原子（四或4°）：与4个碳原子直接相连的碳原子。

而与伯、仲、叔碳原子相连的氢原子，分别称为伯、仲、叔氢原子。

【例题5－1】指出下列化合物中碳原子的类型。

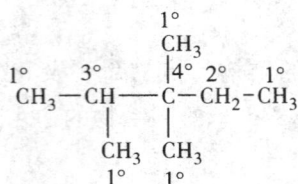

$$
\begin{array}{c}
\overset{1°}{CH_3} \\
| \\
\overset{1°}{CH_3}-\overset{3°}{CH}-\overset{4°}{C}-\overset{2°}{CH_2}-\overset{1°}{CH_3} \\
| \quad | \\
\overset{}{CH_3} \ \overset{}{CH_3} \\
\overset{1°}{} \ \overset{1°}{}
\end{array}
$$

（二）烷烃的命名

烷烃的命名通常分为普通命名法和系统命名法两种。

1. 普通命名法

普通命名法只适用于结构较简单的烷烃。

烷烃分子中去掉1个氢原子剩余的基团称为烷基，一般用 R—表示，其通式为"$C_nH_{2n+1}-$"。命名时把它相对应名称中的"烷"字改为"基"字。

2. 系统命名法

大概步骤是：①选主链、定母体；②编号、定位；③命名时把取代基放在母体名称前，简前繁后、相同合并。

【例题5－2】命名下列化合物

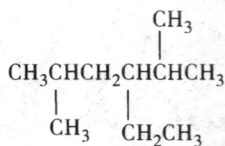

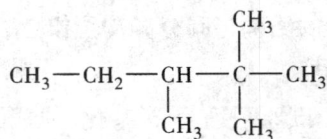

$$
\begin{array}{c}
\overset{CH_3}{|} \\
CH_3CHCH_2CHCH_3 \\
| \qquad | \\
CH_3 \ CH_2CH_3
\end{array}
\qquad\qquad
\begin{array}{c}
\qquad\quad CH_3 \\
\qquad\quad | \\
CH_3-CH_2-CH-C-CH_3 \\
\qquad | \quad | \\
\qquad CH_3 \ CH_3
\end{array}
$$

【解】2，5－二甲基－3－乙基己烷 　　　2，2，3－三甲基戊烷

（三）烷烃的性质

在烷烃同系列中，随着碳原子数目的增加，物理性质呈现规律性的变化。

烷烃的化学性质比较稳定，通常情况下不与强酸、强碱、强氧化剂发生反应。

（1）取代反应　有机化合物分子中的某些原子或原子团，被其他原子或原子团所取代的反应，称为取代反应。

（2）氧化反应　在有机化学中，将物质加氧或去氢的反应称为氧化反应。物质去氧或加氢的反应称为还原反应。

二、烯烃和炔烃

（一）烯烃

分子中含有碳碳双键（$\diagup \!\!\!C\!=\!C \!\!\!\diagdown$）的不饱和链烃称为烯烃。碳碳双键是烯烃的官能团，通常烯烃是指含一个双键单烯烃，通式为 C_nH_{2n}。

1. 烯烃的结构

最简单的烯烃是乙烯，乙烯分子中碳原子进行 sp^2 杂化。形成一个 C—C 键和 4 个 C—H σ 键，5 个 σ 键位于同一平面。

此外，两个碳原子上未参加杂化垂直于该平面的 $2p$ 轨道，沿着轨道对称轴垂直方向以"肩并肩"的方式相互重叠 σ 键。

表 5-1　σ 键和 π 键的主要区别

	σ 键	π 键
形成	"头碰头"正面重叠，重叠程度大	"肩并肩"平行重叠，重叠程度小
分布	沿键轴呈圆柱形对称分布	对称分布于 σ 键所在平面的上下
性质	①键能较大，较稳定 ②成键原子可沿键轴自由旋转 ③受原子核束缚大，不易极化	①键能较小，不稳定 ②成键原子不能沿键轴自由旋转 ③受原子核束缚小，容易极化
存在	可以单独存在	不能单独存在，只能与 σ 键共存

注：在有机化合物中，共价单键都是 σ 键，共价双键通常是由 1 个 σ 键和 1 个 π 键组成的，共价叁键是由 1 个 σ 键和 2 个 π 键组成的。

需要把握的是：碳原子的杂化是理解有机物的空间结构和价键结构的基础，杂化理论理解有难度，但其结果简明，在学习中要把注意力放在杂化结果和有机物结构之间的关系上，能用杂化理论的结论解释有机物空间和价键结构就达到学习要求了。

表 5-2　碳原子的杂化结果

碳原子	杂化类型	价电子分布	电子云空间排布	成键情况
单键碳	sp^3 杂化	↑ ↑ ↑ ↑ sp^3 sp^3 sp^3 sp^3	109°28′	4 个 σ 键
双键碳	sp^2 杂化	↑ ↑ ↑　↑ sp^2 sp^2 sp^2　$2p_z$		3 个 σ 键 1 个 π 键
叁键碳	sp 杂化	↑ ↑　↑ ↑ sp sp　$2p_y$ $2p_z$		2 个 σ 键 2 个 π 键

2. 烯烃的同分异构现象

（1）**碳链异构**　由于碳链的结构不同而引起的异构现象。

（2）**位置异构**　由于双键在碳链上位置不同而引起的异构现象。

（3）**顺反异构**　由于碳碳双键上所连接的基团在空间的排列方式不同而引起的异构现象。

3. 烯烃的命名

命名原则：①选主链；②编号；③取代基的位次、数目和名称写在双键位置前。

【例题5－3】命名化合物

$$CH_3-CH_2-CH-CH=CH-CH-CH_2-CH_3$$

【解】2，6－二甲基－3－乙基－4－辛烯

【解法指导】依据该化合物分子存在双键，确定它为烯烃。烯烃选主链应选含碳碳双键的最长碳链，而且还要考虑含取代基最多。给主链编号时应从靠近双键的一端开始编号。命名时要把取代基的位次、数目、名称写在母体名称前面，而且要按简前繁后，相同合并的规则。

4. 烯烃的性质

烯烃的官能团是碳碳双键，由于烯烃中 π 键不稳定，容易断裂。因此，烯烃的化学性质比烷烃活泼得多。

（1）**加成反应**　加成反应是指有机物分子中不饱和键的 π 键断裂，加入其他原子或基团的反应。反应活性顺序为：$F_2 > Cl_2 > Br_2 > I_2$。

在加成反应中，当不对称烯烃与不对称试剂发生加成反应时，遵循马氏规则。

（2）**氧化反应**　烯烃容易被氧化，其反应主要发生在双键上。如烯烃与高锰酸钾溶液的反应，使其紫红色立即消失，常用作烯烃的定性鉴别。

（3）**聚合反应**　由低分子化合物结合生成高分子化合物的反应称为聚合反应。

5. 二烯烃

分子中含有两个碳碳双键的不饱和链烃称为二烯烃，通式为 C_nH_{2n-2}。

（1）**二烯烃的分类和命名**

①聚集二烯烃

②隔离二烯烃

③共轭二烯烃　两个双键被一个单键隔开的二烯烃称为共轭二烯烃，是非常重要的一类二烯烃。

二烯烃的命名方法与烯烃相似，选取含两个双键的最长碳链为主链，称为某二烯。双键的数目用小写中文数字表示，双键的位次则用阿拉伯数字表示。

（2）共轭二烯烃的结构　　形成共轭 π 键，又称大 π 键或离域 π 键。

（3）共轭二烯烃的加成反应

（二）炔烃

炔烃是指分子中含有碳碳叁键的不饱和链烃。官能团是—C≡C—，通式为 C_nH_{2n-2}。

1. 炔烃的结构和命名

（1）炔烃的结构　　乙炔是最简单的炔烃，乙炔分子中的碳原子在成键时，进行 sp 杂化。乙炔分子中的叁键是由一个 σ 键和两个 π 键组成的。

（2）炔烃的同分异构和命名　　炔烃的同分异构和系统命名均与烯烃相似。

2. 炔烃的性质

叁键中的 π 键较双键的稳定，所以炔烃的反应活性不如烯烃。

（1）加成反应　　炔烃与卤化氢的加成反应分两步进行，反应遵循马氏定则。

（2）氧化反应　　炔烃与 $KMnO_4$ 溶液作用时，即被氧化，叁键断裂，同时 $KMnO_4$ 溶液紫色褪去，可用作鉴别反应。

（3）金属炔化物的生成　　具有—C≡CH 结构的炔烃，能被金属取代，生成金属炔化物。常用来鉴定具有 R—C≡CH 结构特征的端基炔烃。

（4）聚合反应

【例题5-4】用化学方法鉴别下列一组化合物①丙烷、②丙烯、③丙炔、④环丙烷

【解】

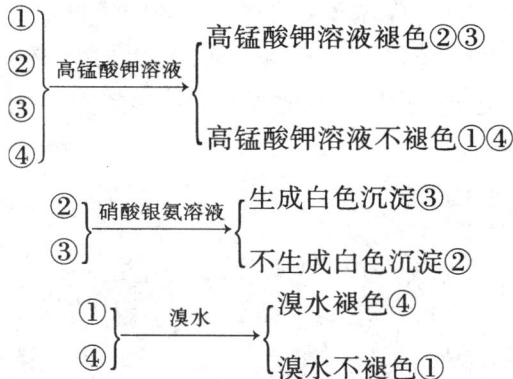

【解法指导】鉴别不同有机物要依据它们各自的结构差异来找出其化学性质上的不同之处。有机物与鉴别试剂的鉴别反应要符合"现象明显、速度较快"的基本条件。

三、环烃

（一）脂环烃

1. 脂环烃的分类和命名

（1）分类

脂环烃（根据环的饱和程度）
- 环烷烃
- 环烯烃
- 环炔烃

$$脂环烃（根据环数多少）\begin{cases}单环脂环烃\\多环脂环烃\end{cases}$$

（2）命名

理解要点：环烷烃、环烯烃、环炔烃的命名与烷烃、烯烃、炔烃相似，只需在相应的烷烃、烯烃、炔烃名称前加上"环"字。

2. 环烷烃的结构和稳定性

理解要点：小环环烷烃（环丙烷）主要由于角张力而表现为稳定性差，容易发生开环加成反应，但不能被高锰酸钾氧化。

环烯烃和环炔烃的化学性质与一般烯烃和炔烃的相同。

（二）芳香烃

1. 单环芳香烃

分子中只含有 1 个苯环的芳香烃，称为单环芳香烃。单环芳烃包括苯和苯的同系物，其组成通式为 C_nH_{2n-6}（$n \geq 6$）。

（1）苯的结构　苯分子中的 6 个碳原子均采用 sp^2 杂化，苯分子存在大 π 键。

由于大 π 键的形成，该体系中电子云密度完全平均化，碳碳键的键长均为 0.139nm，无单双键之分，分子内能降低。这个体系使苯环具有高度的对称性和特殊的稳定性。

（2）苯的同系物的命名　①苯环上连接 1 个取代基的命名，以苯为母体，烷基作为取代基，称某苯；②苯环上连接两个或两个以上取代基，在命名时，要标明各取代基的位置；③当苯环上连接结构较复杂的或不饱和碳链时，一般可把苯环作为取代基来命名。

【例题 5 - 5】命名下列化合物

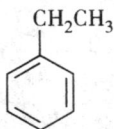

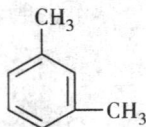

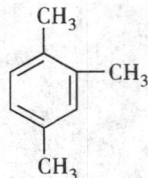

【解】乙苯、间二甲苯（1，2 - 二甲苯）、偏三甲苯（1，2，4 - 三甲苯）

（3）苯及其同系物的性质

①取代反应　②氧化反应　③加成反应

理解要点：由于苯环的特殊结构（含大 π 键），苯及其同系物（C_nH_{2n-6}）表现出难加成、难氧化、易取代的化学性质。难加成、难氧化、易取代的性质称之为"芳香性"。具有芳香性的环状碳氢化合物称为芳香烃。

卤代、硝化、磺化是其最典型的表现，反应中苯环上的氢原子分别被 $-X$、$-NO_3$、$-SO_3H$ 取代。烷基苯的卤代、硝化、磺化都比苯容易。

苯环稳定，一般情况下不易被氧化。但其同系物烷基苯的侧链可以被强氧化剂高锰酸钾氧化。烷基苯不论侧链多长，只要与苯环相连的碳上有氢原子，都能氧化成羧基酸。如与苯环直接相连的碳原子上没有氢原子，在同样条件下就难以发生氧化反应。

烷基苯的卤代反应有两种情况：在催化剂条件下，卤代反应发生在苯环上，主要得到邻、对位卤代产物。在光照条件下，卤代反应发生在侧链上，得到侧链上的卤代产物。

2. 稠环芳香烃

稠环芳香烃是由两个或两个以上的苯环通过共用两个相邻的碳原子相互稠合而形成的多环芳香烃。常见的稠环芳香烃有萘、蒽、菲等。它们的化学性质与苯相似，具有芳香性，但稳定性和芳香性比苯稍差。

【例题 5 - 6】某烃的分子式为 $C_{10}H_{14}$，与高锰酸钾酸性溶液反应后生成

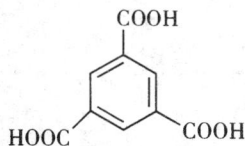

，写出该烃的结构式。

【解】

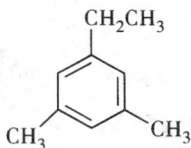

【解法指导】依据该烃分子式为 $C_{10}H_{14}$，符合苯的同系物通式，初步断定该烃属于苯的同系物。而苯的同系物被高锰酸钾酸性溶液氧化的规律是：只要与苯环相连的碳上有氢原子，都能氧化成羧基，而且苯环碳原子与其直接相连的侧链碳原子之间化学键不断裂。该题结合生成的产物结构特点和原有的分子式，可以断定该烃苯环上有 1 个乙基和 2 个甲基。

习　题

一、命名或写出结构式

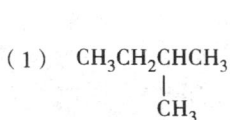

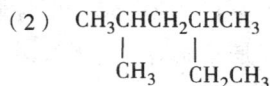

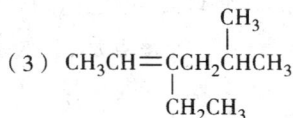

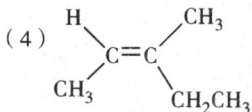

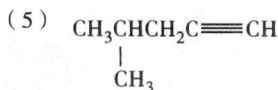

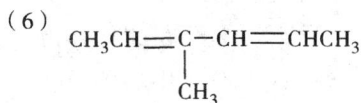

（1）$CH_3CH_2CHCH_3$
　　　　　　　$|$
　　　　　　　CH_3

（2）$CH_3CHCH_2CHCH_3$
　　　　　$|$　　　$|$
　　　　　CH_3　CH_2CH_3

（3）$CH_3CH=CCH_2CHCH_3$
　　　　　　　　$|$　　　　$|$
　　　　　　　CH_2CH_3　CH_3

（4）
$$\begin{array}{c}H\\ \quad \diagdown \\ \quad C=C \\ \diagup \qquad \diagdown \\ CH_3 \qquad CH_2CH_3 \end{array}$$
带 CH_3

（5）$CH_3CHCH_2C{\equiv}CH$
　　　　　$|$
　　　　　CH_3

（6）$CH_3CH=C-CH=CHCH_3$
　　　　　　　　$|$
　　　　　　　　CH_3

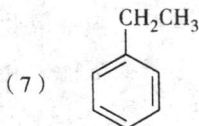

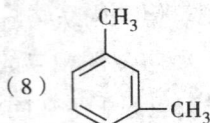

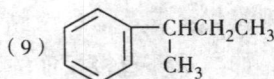

（7）〔苯环 CH$_2$CH$_3$〕　（8）〔苯环 CH$_3$、CH$_3$〕　（9）〔苯环 CHCH$_2$CH$_3$、CH$_3$〕

（10）3 – 环丁基戊烷　（11）2 – 甲基 – 3 – 苯基丁烷　（12）3 – 甲基 – 1 – 丁炔

（13）顺 – 2 – 丁烯　（14）3 – 乙基 – 3 – 己烯　（15）偏 – 三甲苯

二、填空题

1. 有机化合物中碳碳之间的结合方式有三种，分别是_____键，_____键和_____键。

2. 烷烃、烯烃、炔烃和苯的同系物的通式分别是_____、_____、_____和_____。

3. 碳原子的杂化方式有三种，分别是_____杂化、_____杂化、_____杂化。

4. 碳碳叁键是由_____个 σ 键和_____个 π 键组成。

5. 烯烃的官能团是_____，它是由 1 个_____键和 1 个_____键构成，因烯烃中_____键不稳定，所以烯烃容易发生_____、_____、_____等反应。

6. 不饱和烃分子中的_____键断裂，加入其他原子或原子团的反应称为_____。不对称烯烃与不对称试剂发生加成反应时，总是遵照_____规则，氢原子主要加在含氢_____双键碳原子上。

7. 有机物 $CH_3CH = CH_2$、$CH \equiv CH$、$CH_3C \equiv CCH_3$、$CH_3CH = CHCH_3$、$CH_2 = CHCH = CH_2$ 与乙烯互为同系物的是_____和_____。互为同分异构体的是_____和_____。

8. 苯及苯的同系物的通式为_____。芳香烃的芳香性是指_____、_____、_____性质。

三、是非题

1. 烃是指仅由碳和氢两种元素组成的化合物。（　　）

2. 烷烃的沸点随相对分子质量的增加，支链越多，沸点就越高。（　　）

3. 含碳原子数相同的烯烃和烷烃互为同分异构体。（　　）

4. 通式为 C_nH_{2n-2} 的一定是炔烃。（　　）

5. σ 键的特点是成键轨道"头对头"地重叠，重叠程度较大，键稳定。（　　）

6. 乙烯分子中碳碳双键的键能是乙烷分子中碳碳单键键能的两倍，因此乙烯比乙烷稳定。（　　）

7. 凡是环状的化合物碳原子均在同一平面。（　　）

8. 苯分子中的六个碳原子均为 sp^2 杂化，都是完全等同的。（　　）

9. 苯结构中有不饱和键，因此与烯烃一样，易发生加成和氧化反应。（ ）

10. 甲苯的硝化反应比苯的容易，主要得到邻、对位取代物。（ ）

四、选择题

（一）单项选择题

1. 下列烷烃沸点最低的是
   A. 乙烷　　　B. 丙烷　　　C. 己烷　　　D. 戊烷

2. 丙烯不能发生的反应是
   A. 取代反应　B. 加成反应　C. 聚合反应　D. 氧化反应

3. 分子中各原子在一条直线上的是
   A. CH_4　　　B. C_2H_2　　　C. C_2H_4　　　D. C_6H_6

4. 能使溴水褪色的物质是
   A. 苯　　　B. 乙烷　　　C. 乙炔　　　D. 环己烷

5. 能鉴别丙烯和丙烷的试剂是
   A. NaOH 溶液　B. 浓硫酸　　C. 溴水　　　D. H_2O

6. 下列有机物名称不正确的是
   A. 2 - 甲基戊烷　　　　　　B. 2 - 乙基戊烷
   C. 2 - 甲基 - 2 - 戊烯　　　D. 2，3 - 二甲基 - 2 - 苯基己烷

7. 1 - 丁烯与 HBr 反应的主要产物是
   A. 1 - 溴丁烷　　　　　　B. 2 - 溴丁烷
   C. 2 - 溴丁烯　　　　　　D. 2 - 甲基 - 2 - 溴丁烷

8. 在烷烃的分子中，碳原子采取的杂化方式为
   A. sp^3 杂化　　B. sp^2 杂化　　C. sp 杂化　　D. 均不是

9. 甲烷的结构为
   A. 平面三角形　B. 正四面体　C. 正方形　　D. 直线形

10. 能与硝酸银氨溶液生成白色沉淀的是
    A. 1 - 戊炔　　B. 2 - 戊炔　　C. 1 - 戊烯　　D. 2 - 戊烯

11. 下列试剂可以用来鉴别 1 - 丁炔和 2 - 丁炔的是
    A. $KMnO_4$ 溶液　　　　　B. 溴的四氯化碳溶液
    C. Cu_2Cl_2 的氨溶液　　　D. 稀 H_2SO_4

12. 在下列化合物中，含有 sp 杂化碳原子的是
    A. 丁烷　　　B. 1 - 丁烯　　C. 2 - 丁烯　　D. 1 - 丁炔

13. sp^2 杂化轨道之间的夹角是
    A. 180°　　　B. 120°　　　C. 90°　　　D. 109°

14. 下列化合物中，不能被高锰酸钾酸性溶液氧化的是

A. CH₃ B. CH₂＝CH₂ C. HC≡CH D.

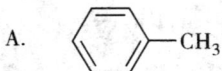

15. 对二甲苯与氧化剂进行反应的主要产物是

    A. 对甲基苯甲酸　　　　　　B. 邻甲基苯甲酸

    C. 对苯二甲酸　　　　　　　D. 间苯二甲酸

（二）多项选择题

16. 下列能使溴水褪色的化合物是

    A. 乙烷　　　　B. 乙烯　　　　C. 乙炔　　　　D. 苯　　E. 环己烷

17. 芳香烃的芳香性是指

    A. 易取代反应　　　　　　　B. 难加成反应

    C. 难氧化反应　　　　　　　D. 难取代反应

    E. 易加成反应

18. 下列化合物中碳原子是 sp^2 杂化的：

    A. CH_3CH_3　　　　　　　B. $CH_2＝CH_2$

    C. $CH≡CH$　　　　　　　D. $CH_2＝CHCH＝CH_2$

    E. 苯

19. σ 键（与 π 键相比）的性质有

    A. 稳定　　B. 不稳定　　C. 能绕轴旋转　　D. 不能绕轴旋转

    E. 能单独存在

20. 下列化合物中，能被高锰酸钾酸性溶液氧化的是：

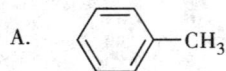

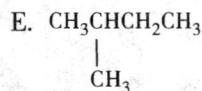

    A. CH₃　　B. CH₂＝CH₂　　C. HC≡CH　　D.

    E. $CH_3CHCH_2CH_3$
           $|$
          CH_3

五、完成下列反应式

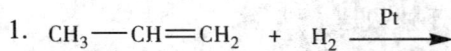

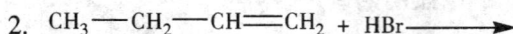

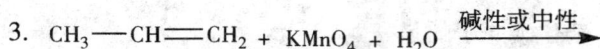

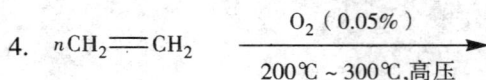

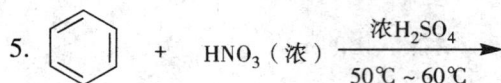

1. $CH_3—CH＝CH_2 + H_2 \xrightarrow{Pt}$

2. $CH_3—CH_2—CH＝CH_2 + HBr \longrightarrow$

3. $CH_3—CH＝CH_2 + KMnO_4 + H_2O \xrightarrow{碱性或中性}$

4. $nCH_2＝CH_2 \xrightarrow[200℃～300℃,高压]{O_2（0.05\%）}$

5. $+ HNO_3（浓）\xrightarrow[50℃～60℃]{浓H_2SO_4}$

6.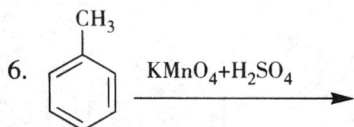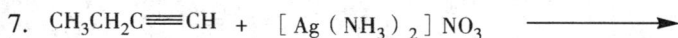

7. $CH_3CH_2C{\equiv}CH$ + $[Ag(NH_3)_2]NO_3$ ⟶

8.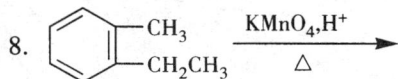

六、用化学方法鉴别下列各组化合物

1. 乙烷、乙烯、乙炔
2. 苯、乙苯、乙烯
3. 1－丁炔、2－丁炔、丁烷
4. 丙烯、丙炔、环丙烷

七、推断题

　　分子式为 C_4H_6 的两种化合物，经催化氢化后都生成丁烷。它们都能与两分子溴加成，但其中一种能使硝酸银氨溶液作用生成白色沉淀，另一种则不能。试推测两种异构体的结构式。

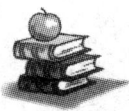 **参考答案**

一、命名或写出结构式

（1）2－甲基丁烷
（2）2，4－二甲基己烷
（3）5－甲基－3－乙基－2－己烯
（4）反－3－甲基－2－戊烯
（5）4－甲基－1－戊炔
（6）3－甲基－2，4－己二烯
（7）乙苯
（8）间二甲苯

（9）2－苯基丁烷
（10）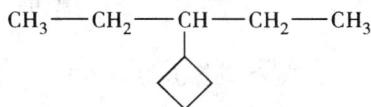

（11）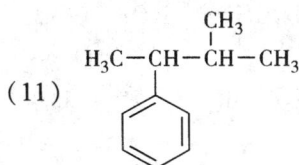
（12）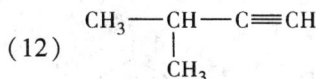

（13）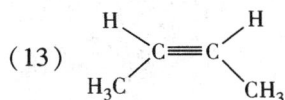
（14）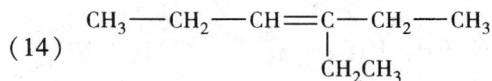

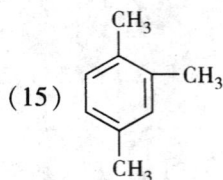

(15)

二、填空题

1. 碳碳单　　碳碳双　　碳碳叁

2. C_nH_{2n+2}　　C_nH_{2n}　　C_nH_{2n-2}　　C_nH_{2n-6}（$n \geqslant 6$）

3. sp^3　　sp^2　　sp

4. 1　　2

5. 碳碳双键（$\diagup C=C \diagdown$）　　σ　　π　　π　　加成反应　　氧化反应　　聚合反应

6. π 加成反应　　马氏　　较少的

7. $CH_3CH=CH_2$　　$CH_3CH=CHCH_3$　　$CH_3C \equiv CCH_3$　　$CH_2=CHCH=CH_2$

8. C_nH_{2n-6}（$n \geqslant 6$）　　难加成　　难氧化　　易取代

三、是非题

1. √　　2. ×　　3. ×　　4. ×　　5. √　　6. ×　　7. ×　　8. √　　9. ×　　10. √

四、选择题

（一）单项选择题

1. A　　2. A　　3. B　　4. C　　5. C　　6. B　　7. B　　8. A　　9. B
10. A　　11. C　　12. D　　13. B　　14. D　　15. C

（二）多项选择题

16. BC　　17. ABC　　18. BDE　　19. ACE　　20. ABC

五、完成下列反应式

1. $CH_3CH_2CH_3$　　　　2. $CH_3CH_2CHBrCH_3$　　　　3. $CH_3CHOHCH_3OH$ + MnO_2

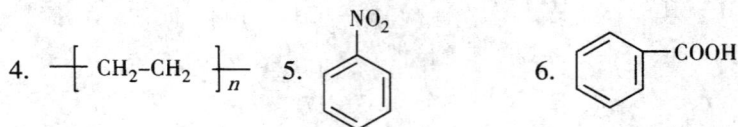

4. $\dashv CH_2-CH_2 \dashv_n$　　5.

6.

7. $CH_3CH_2C \equiv CAg$　　　　8.

46

六、用化学方法鉴别下列各组化合物

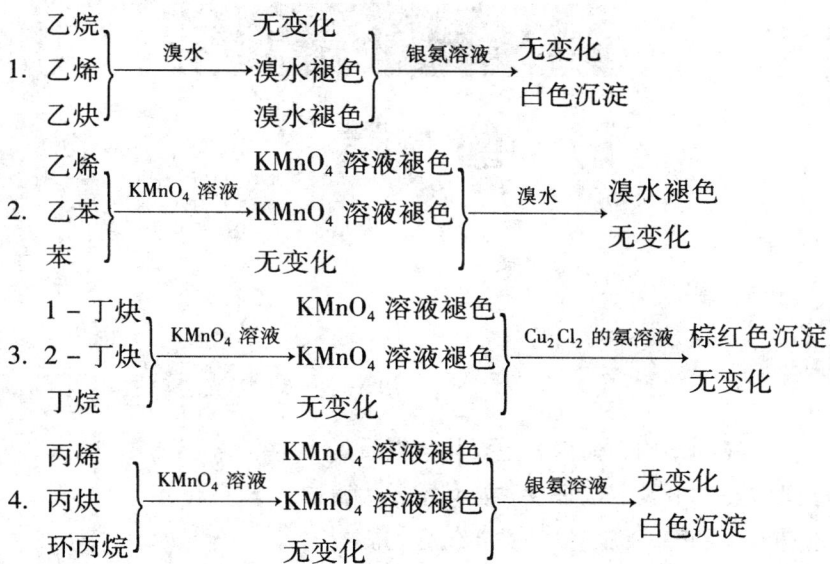

1. $\left.\begin{array}{l}\text{乙烷}\\\text{乙烯}\\\text{乙炔}\end{array}\right\}$ $\xrightarrow{\text{溴水}}$ $\left.\begin{array}{l}\text{无变化}\\\text{溴水褪色}\\\text{溴水褪色}\end{array}\right\}$ $\xrightarrow{\text{银氨溶液}}$ $\begin{array}{l}\text{无变化}\\\text{白色沉淀}\end{array}$

2. $\left.\begin{array}{l}\text{乙烯}\\\text{乙苯}\\\text{苯}\end{array}\right\}$ $\xrightarrow{\text{KMnO}_4\text{ 溶液}}$ $\left.\begin{array}{l}\text{KMnO}_4\text{ 溶液褪色}\\\text{KMnO}_4\text{ 溶液褪色}\\\text{无变化}\end{array}\right\}$ $\xrightarrow{\text{溴水}}$ $\begin{array}{l}\text{溴水褪色}\\\text{无变化}\end{array}$

3. $\left.\begin{array}{l}1-\text{丁炔}\\2-\text{丁炔}\\\text{丁烷}\end{array}\right\}$ $\xrightarrow{\text{KMnO}_4\text{ 溶液}}$ $\left.\begin{array}{l}\text{KMnO}_4\text{ 溶液褪色}\\\text{KMnO}_4\text{ 溶液褪色}\\\text{无变化}\end{array}\right\}$ $\xrightarrow{\text{Cu}_2\text{Cl}_2\text{ 的氨溶液}}$ $\begin{array}{l}\text{棕红色沉淀}\\\text{无变化}\end{array}$

4. $\left.\begin{array}{l}\text{丙烯}\\\text{丙炔}\\\text{环丙烷}\end{array}\right\}$ $\xrightarrow{\text{KMnO}_4\text{ 溶液}}$ $\left.\begin{array}{l}\text{KMnO}_4\text{ 溶液褪色}\\\text{KMnO}_4\text{ 溶液褪色}\\\text{无变化}\end{array}\right\}$ $\xrightarrow{\text{银氨溶液}}$ $\begin{array}{l}\text{无变化}\\\text{白色沉淀}\end{array}$

七、推断题

$$CH_2=CHCH=CH_2 \qquad CH_3CH_2C\equiv CH$$

（傅春华）

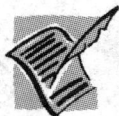

CHAPTER

第六章

醇 酚 醚

学习目标

1. 掌握醇、酚、醚的结构、命名和主要化学性质。
2. 熟悉醇、酚、醚的分类、物理性质及其重要代表物。
3. 了解与医药有关的醇、酚、醚的重要化合物。

重点、难点解析

一、醇

1. 醇的结构、分类

（1）醇的结构　醇是脂肪烃基、脂环烃基以及芳环侧链与羟基相连的化合物。—OH（醇羟基）是醇的官能团。醇的结构通式为 R—OH。醇羟基中的氧原子为 sp^3 杂化。

（2）醇的分类　①根据羟基所连的烃基结构不同，可分为脂肪醇、脂环醇和芳香醇。根据烃基是否饱和，脂肪醇又分为饱和脂肪醇与不饱和脂肪醇；②根据羟基所连的碳原子的种类不同，可分为伯醇、仲醇和叔醇，分别用1°、2°和3°表示；③根据羟基的数目不同，可分为一元醇、二元醇和三元醇等。

注意芳香醇的羟基连在芳环侧链上。

【例题6-1】指出下列化合物属于哪一类醇？

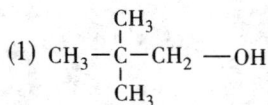

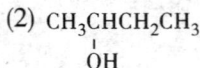

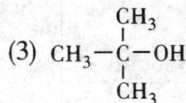

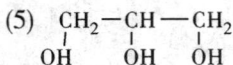

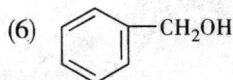

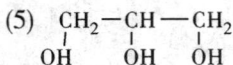

【解】（1）一元脂肪伯醇　　（2）一元脂肪仲醇　　（3）一元脂肪叔醇

（4）不饱和脂肪伯醇　　（5）三元醇　　（6）芳香醇

2. 醇的命名

（1）普通命名法　仅适用于结构简单的醇。其方法是在相应烃基名称后加一"醇"字，"基"字一般省略。

（2）系统命名法

①饱和脂肪醇　选择连有羟基的最长碳链为主链，先称为"某醇"；然后从靠近羟基的一端给主链碳编号；最后将取代基的位次、数目、名称及羟基的位次依次写在"某醇"之前。

②不饱和醇　选择同时含羟基和不饱和键的最长碳链作主链，称为"某烯（炔）醇"；编号应靠近羟基端，若羟基在中间，则靠近不饱和键端；要标明不饱和键及羟基的位置。

③脂环醇和芳香醇　一般以脂肪醇为母体，脂环或芳环作为取代基。

④多元醇　一般根据羟基的数目称为"某二醇或某三醇"，并标明各羟基的位置。

【例题6-2】命名下列化合物

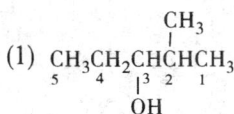

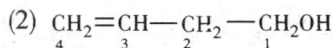

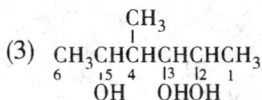

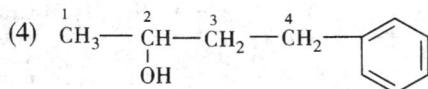

(1) $\overset{5}{C}H_3\overset{4}{C}H_2\overset{3}{C}H\overset{2}{C}H\overset{1}{C}H_3$ （$\overset{3}{\underset{OH}{|}}$，上有$CH_3$）

(2) $\overset{4}{C}H_2=\overset{3}{C}H-\overset{2}{C}H_2-\overset{1}{C}H_2OH$

(3) $\overset{6}{C}H_3\overset{5}{C}H\overset{4}{C}H\overset{3}{C}H\overset{2}{C}H\overset{1}{C}H_3$ （下有 OH、OH OH，上有 CH_3）

(4) $\overset{1}{C}H_3-\overset{2}{C}H-\overset{3}{C}H_2-\overset{4}{C}H_2-$〔苯环〕（下有 OH）

【解】（1）2-甲基-3-戊醇　　（2）3-丁烯-1-醇　　（3）4-甲基-2，3，5-己三醇　　（4）4-苯基-2-丁醇

3. 醇的物理性质

低级醇的沸点比与它相对分子质量相近的烷烃要高得多，且易溶于水。原因：①醇分子间可发生氢键缔合，故醇的沸点显著偏高；②醇分子可与水分子形成氢键，故低级醇能与水混溶。

4. 醇的化学性质

醇的化学性质是由其官能团羟基决定的。

（1）与活泼金属反应　反应放出氢气，可用于醇的鉴别。醇的酸性比水要弱。

不同类型醇的反应活性次序：甲醇 ＞伯醇 ＞ 仲醇 ＞叔醇。

（2）与无机酸反应

①与氢卤酸反应　　$ROH + HX \rightleftharpoons RX + H_2O$

ROH 的反应活性：　　烯丙醇、苄醇 ＞ 叔醇 ＞ 仲醇 ＞ 伯醇

HX 的活性：　　　　HI ＞ HBr ＞ HCl

含 6 个碳以下的伯、仲、叔醇可用卢卡斯试剂鉴别。现象如下：

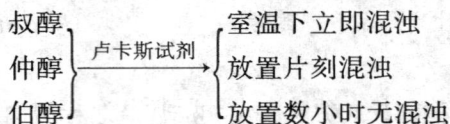

$$\left.\begin{array}{l}\text{叔醇} \\ \text{仲醇} \\ \text{伯醇}\end{array}\right\}\xrightarrow{\text{卢卡斯试剂}}\begin{array}{l}\text{室温下立即混浊} \\ \text{放置片刻混浊} \\ \text{放置数小时无混浊}\end{array}$$

②与含氧无机酸反应　醇与含氧无机酸（HNO_3、HNO_2、H_2SO_4 等）生成酯，此反应称为酯化反应。

（3）脱水反应　注意：①较高温度下发生分子内脱水生成烯，较低温度下发生分子间脱水生成醚；②当有多个 $\beta-H$ 时，分子内脱水应遵循扎依采夫规则；③叔醇分子内脱水倾向大，主要产物为烯烃，很难得到醚。

（4）氧化反应　含 $\alpha-$ 氢的醇容易被氧化。伯醇首先被氧化成醛，醛被继续氧化成羧酸；仲醇被氧化成酮。叔醇没有 $\alpha-$ 氢原子，难以被氧化。常用的氧化剂是重铬酸钾的硫酸溶液。

【例题 6-3】完成下列反应

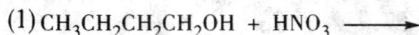

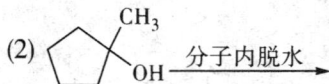

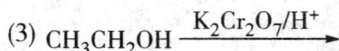

(1) $CH_3CH_2CH_2CH_2OH + HNO_3 \longrightarrow$

(2) 环戊烷-CH₃/OH $\xrightarrow{\text{分子内脱水}}$

(3) $CH_3CH_2OH \xrightarrow{K_2Cr_2O_7/H^+}$

【解】

(1) $CH_3CH_2CH_2CH_2OH + HNO_3 \longrightarrow CH_3CH_2CH_2CH_2ONO_2 + H_2O$

(2) 环戊烷-CH₃/OH $\xrightarrow{\text{分子内脱水}}$ 环戊烯-CH₃

(3) $CH_3CH_2OH \xrightarrow{K_2Cr_2O_7/H^+} CH_3CHO \xrightarrow{K_2Cr_2O_7/H^+} CH_3COOH$

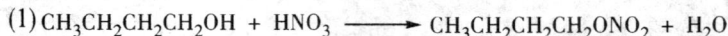

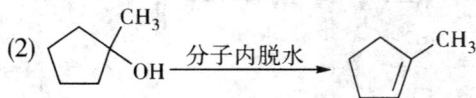

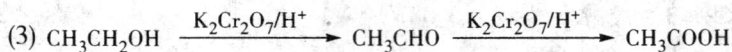

5. 丙三醇俗称甘油，甘油及其他具有邻二醇结构的多元醇都能与新制得的氢氧化铜反应生成深蓝色溶液，此性质常用于鉴定具有邻二醇结构的化合物。

二、酚

1. 酚的结构 酚的结构是羟基直接连到芳环上，通式为 Ar—OH，官能团（—OH）称为酚羟基。注意与脂肪醇的区别。

2. 酚的命名　一般以苯酚、萘酚为母体，芳环上有取代基时，对于苯酚，以酚羟基所在的碳为"1"号对苯环编号；对于萘酚，则按萘的编号原则进行。命名多元酚时，要标明羟基的数目和位置。

3. 酚的性质

（1）酚的酸性

由于酚羟基氧原子上的未共用电子对与苯环的 π 电子形成 $p-\pi$ 共轭体系，苯酚显弱酸性，酚类化合物能溶于碱溶液，利用这一性质分离和提纯酚类化合物。

酸性顺序：碳酸 > 酚 > 水 > 醇

（2）与三氯化铁的显色反应　大多数酚能和三氯化铁发生显色反应，此反应常用于酚的鉴别。具有烯醇式结构（$\underset{|}{-C}=\underset{|}{C}-OH$）的化合物一般都能与 $FeCl_3$ 显色。

（3）苯环上的取代反应

①卤代反应　苯酚溶液与溴水在室温下立即反应，生成 2，4，6 - 三溴苯酚白色沉淀，常用于苯酚的鉴别。

②硝化反应　苯酚溶液与稀硝酸在室温下反应，生成邻硝基苯酚和对硝基苯酚。

（4）氧化反应　酚易被氧化生成有色的醌类化合物。

4. 苯酚俗称石炭酸，3% ~ 5% 的苯酚水溶液可以消毒外科手术器械。甲苯酚简称甲酚，俗称煤酚，可配成 47% ~ 53% 的肥皂溶液，称为煤酚皂溶液，俗称"来苏儿（Lysol）"，用于皮肤、外科器械、病人排泄物的消毒。

三、醚

1. 醚的结构、命名　醚的结构通式为 $(Ar)R-O-R'(Ar')$，官能团为醚键（$\underset{}{>}C-O-C\underset{}{<}$）。

醚的命名：①单醚是根据烃基的名称称为"某醚"；②混醚是在两烃基的名称后加"醚"字，若是脂肪混醚，小烃基在前，大烃基在后，若是芳香混醚，则芳香烃基在前，脂肪烃基在后；③环醚命名为"环氧某烷"。

【例题 6 - 4】命名下列化合物

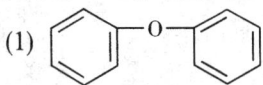

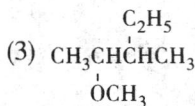

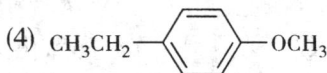

(1) 〔苯基-O-苯基〕　　　　　　(2) $CH_3OCH(CH_3)_2$

(3) $CH_3CHCHCH_3$　　　　　　(4) CH_3CH_2-〔苯环〕$-OCH_3$
　　　　$\overset{C_2H_5}{|}$
　　　　$\underset{OCH_3}{|}$

【解】（1）苯醚　　（2）甲异丙醚　　（3）3 - 甲基 - 2 - 甲氧基戊烷

　　（4）对乙基苯甲醚

2. 乙醚

（1）过氧化物的生成　醚长期与空气接触，可形成毒性过氧化物杂质。

（2）锌盐的生成　醚能溶于浓硫酸、浓盐酸等生成锌盐，故可用以区分醚和烷烃。

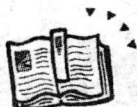

习 题

一、命名或写出结构式

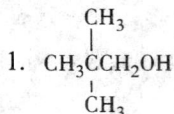

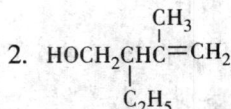

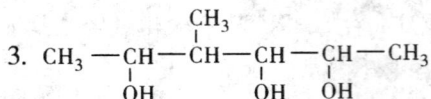

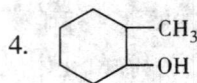

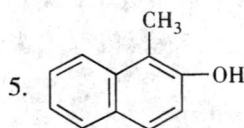

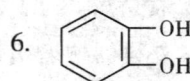

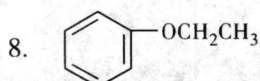

1. $CH_3\underset{\underset{CH_3}{|}}{\overset{\overset{CH_3}{|}}{C}}CH_2OH$

2. $HOCH_2\underset{\underset{C_2H_5}{|}}{\overset{\overset{CH_3}{|}}{CH}}C=CH_2$

3. $CH_3-\underset{\underset{OH}{|}}{CH}-\overset{\overset{CH_3}{|}}{CH}-\underset{\underset{OH}{|}}{CH}-\underset{\underset{OH}{|}}{CH}-CH_3$

4. （环己烷，含 CH_3 和 OH 取代基）

5. （甲基萘酚结构）

6. （邻苯二酚，两个 OH）

7. $CH_3CH_2OCH(CH_3)_2$

8. （苯基 OCH_2CH_3）

9. 异戊醇

10. 甘油

11. 苄醇

12. 对 – 甲基苯甲醚

13. 2，4，6 – 三硝基苯酚

14. 乙醚

15. 石炭酸

16. 2 – 甲基 – 2 – 丁烯 – 1 – 醇

二、填空题

1. 低级醇的沸点较相对分子质量相近的烷烃要高的多，是由于＿＿＿＿＿＿＿＿＿＿。低级醇能与水混溶是因为＿＿＿＿＿＿＿＿＿＿＿＿＿＿＿。

2. 醇分子内脱水生成 ＿＿＿＿＿＿，醇分子间脱水生成 ＿＿＿＿＿＿。

3. 伯醇最终氧化生成＿＿＿＿＿＿，仲醇氧化生成 ＿＿＿＿＿＿，叔醇在一般条件下＿＿＿＿＿＿。

4. 丙三醇俗称＿＿＿＿＿＿，它能与新配制的＿＿＿＿＿＿作用生成 ＿＿＿＿＿色的溶液。

5. 酚是羟基与＿＿＿＿＿＿直接相连形成的化合物，最简单的酚是＿＿＿＿＿＿，俗称＿＿＿＿＿＿，其酸性较碳酸＿＿＿＿＿＿。

6. 浓盐酸和无水氯化锌的饱和溶液称为＿＿＿＿＿＿，常用来鉴别 ＿＿＿＿＿＿。

7. 甲苯酚简称甲酚，俗称煤酚，煤酚的杀菌力比苯酚强，将其配成＿＿＿＿＿＿的肥皂溶液，称为煤酚皂溶液，俗称"＿＿＿＿＿＿（Lysol）"，用于消毒皮肤、器具及病人的排泄物。

8. 醚的官能团称为＿＿＿＿＿＿；醚按与氧相连的两个烃基是否相同，可分为＿＿＿

_____、_____。

9. 在有机反应中，通常将_____的反应称为氧化反应，_____的反应称为还原反应。

三、是非题

1. 羟基可与水形成氢键，因此凡含羟基的化合物均易溶于水。（   ）

2. 醇的分子内脱水生成醚类，分子间脱水生成烯烃。（   ）

3. 乙醚长期与空气接触可生成过氧化物，过氧化物受热易爆炸，故蒸馏乙醚时不要蒸干。（   ）

4. 醇的分子内脱水反应属于消除反应。（   ）

5. 醚的化学性质很稳定，通常不与强酸、强碱、强氧化剂发生反应。（   ）

6. 卢卡斯试剂是由无水氯化锌溶于浓盐酸形成的。（   ）

7. 苯酚俗称石炭酸，具有弱酸性，能溶于氢氧化钠溶液中。（   ）

8. 常温下醚不能溶于浓硫酸、浓盐酸等强酸。（   ）

9. 苯酚易被氧化而带有颜色，市售的苯酚一般呈粉红色。（   ）

10. 工业酒精因含有较多甲醇，绝不可用来勾兑饮用酒。（   ）

四、选择题

1. 下列属于叔醇的是

A. $CH_3CH_2CH_2CH_2OH$

B. $CH_3 - \overset{\overset{\displaystyle CH_3}{|}}{CH_2} - CH_2 - OH$

C. $CH_3 - CH_3 - \overset{\overset{\displaystyle CH_3}{|}}{CH} - OH$

D. $CH_3 - \overset{\overset{\displaystyle CH_3}{|}}{\underset{\underset{\displaystyle CH_3}{|}}{C}} - OH$

2. 下列化合物中，能形成分子间氢键的是

A. $CH_3CH_2CH_3$ B. $CH_2 = CHCH_3$ C. CH_3OCH_3 D. CH_3CH_2OH

3. 消毒灭菌剂"来苏儿"的主要组成为

A. 邻甲酚的肥皂溶液   B. 间甲酚的肥皂溶液

C. 对甲酚的肥皂溶液   D. 以上三种甲酚的肥皂溶液

4. 下列化合物中，属于芳香醇的是

A. （环己基）—OH   B. （环己基）—CH₂OH   C. （苯基）—OH   D. （苯基）—CH₂OH

5. 下列哪种醇的分子内脱水必须遵循扎依采夫规则

A.
$$CH_3\underset{\underset{OH}{|}}{\overset{\overset{CH_3}{|}}{C}}CH_3$$
　　　　B.
$$CH_3\underset{\underset{CH_3}{|}}{\overset{\overset{CH_3}{|}}{C}}CH_3OH$$

C.
$$CH_3\underset{\underset{CH_3}{|}}{CH}CH_2CH_2OH$$
　　　　D.
$$CH_3CH_2\underset{\overset{OH}{|}}{CH}CH_3$$

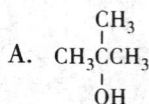

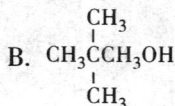

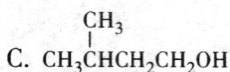

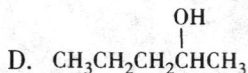

6. 下列醇与金属钠反应最活泼的是

  A. 甲醇　　　B. 乙醇　　　C. 异丙醇　　　D. 叔丁醇

7. 下列可将伯醇、仲醇、叔醇一次就鉴别出来的试剂是

  A. 银氨溶液　　　　　　　　B. 高锰酸钾溶液

  C. 卢卡斯试剂　　　　　　　D. 金属钠

8. 乙醇在浓硫酸作用下加热到 140℃ 时，分子间脱水生成的主要产物是

  A. 乙烷　　　B. 乙烯　　　C. 乙炔　　　D. 乙醚

9. 乙醇在浓硫酸作用下加热到 170℃ 时，分子内脱水生成的主要产物是

  A. CH_3CH_3　　　B. $CH_2 = CH_2$　　　C. $CH \equiv CH$　　　D. $CH_3CH_2OCH_2CH_3$

10. 下列物质经脱氢氧化后生成醛类的是

  A. 2 - 丙醇　　　　　　　　B. 2 - 甲基 - 2 - 丙醇

  C. 2 - 甲基 - 1 - 丙醇　　　　D. 2 - 甲基 - 2 - 丁醇

11. 下列物质氧化产物为丙酮的是

  A.
$$CH_3\underset{\underset{CH_3}{|}}{CH}OH$$
　　B.
$$CH_3\underset{\underset{CH_3}{|}}{CH}CH_2OH$$
　　C.
$$CH_3\underset{\underset{CH_3}{|}}{\overset{\overset{CH_3}{|}}{C}}OH$$
　　D.
$$CH_3-CH_2-\underset{\underset{CH_3}{|}}{\overset{\overset{CH_3}{|}}{CH}}-OH$$

12. 下列物质中，能与 $Cu(OH)_2$ 反应生成深蓝色溶液的是

  A. $CH_3CH_2CH_2OH$　　　　B.
$$\underset{OH}{\overset{}{CH_2}}\underset{}{CH_2}\underset{OH}{\overset{}{CH_2}}$$

  C. C_6H_5OH　　　　　　　D.
$$\underset{OH}{\overset{}{CH_2}}\underset{OH}{\overset{}{CH}}CH_3$$

13. 禁止工业酒精配制饮用酒，是因为工业酒精中含有

  A. CH_3OH　　　B. CH_3CH_2OH　　　C. C_6H_5OH　　　D. $CH_3CH_2OCH_2CH_3$

14. 下列物质中，能与溴水反应生成白色沉淀的是

  A. 苯酚　　　B. 乙炔　　　C. 乙烯　　　D. 苯甲醇

15. 下列与三氯化铁反应，显紫色的是

  A. [环己醇结构图] OH　　B. [苯环] OH　　C. [苯环]CH_2-OH　　D. CH_3CH_2OH

16. 下列物质酸性顺序排列正确的是

  A. $C_6H_5OH > H_2CO_3 > CH_3CH_2OH > H_2O$

  B. $H_2CO_3 > C_6H_5OH > H_2O > CH_3CH_2OH$

  C. $CH_3CH_2OH > H_2O > C_6H_5OH > H_2CO_3$

D. $H_2CO_3 > CH_3CH_2OH > H_2O > C_6H_5OH$

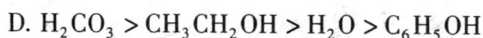

17. 下列不能被重铬酸钾溶液氧化的醇是

  A. 正丁醇   B. 仲丁醇   C. 叔丁醇   D. 乙醇

18. 下列能用以区别乙醇和乙二醇的试剂是

  A. $FeCl_3$ B、$Cu(OH)_2$ C. $CuSO_4$ D. $AgNO_3$

五、完成下列反应式

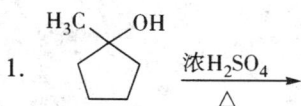

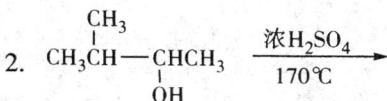

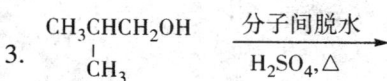

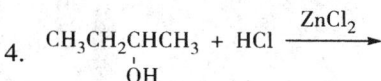

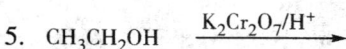

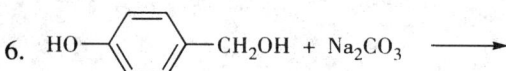

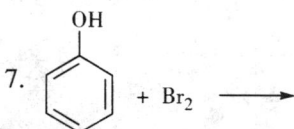

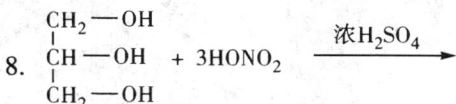

1.

$\xrightarrow[\triangle]{浓H_2SO_4}$

2. $CH_3CH-CHCH_3$ （上 CH_3，下 OH） $\xrightarrow[170℃]{浓H_2SO_4}$

3. CH_3CHCH_2OH （CH_3） $\xrightarrow[H_2SO_4,\triangle]{分子间脱水}$

4. $CH_3CH_2CHCH_3$（OH） $+ HCl \xrightarrow{ZnCl_2}$

5. $CH_3CH_2OH \xrightarrow{K_2Cr_2O_7/H^+}$

6. $HO-\bigcirc-CH_2OH + Na_2CO_3 \longrightarrow$

7.

$+ Br_2 \longrightarrow$

8. $\begin{array}{l} CH_2-OH \\ CH-OH \\ CH_2-OH \end{array} + 3HONO_2 \xrightarrow{浓H_2SO_4}$

六、用化学方法鉴别下列各组化合物

1. 1，3－丙二醇和 1，2－丙二醇

2. 苯酚、苯甲醚、苯甲醇

3. 1－丁醇、2－丁醇和 2－甲基－2－丙醇

参考答案

一、命名或写出结构式

1. 2，2－二甲基－1－丙醇   2. 3－甲基－2－乙基－3－丁烯－1－醇

3. 3 – 甲基 – 2，4，5 – 己三醇　　　4. 2 – 甲基环己醇

5. 1 – 甲基 – 2 – 萘酚　　　6. 邻苯二酚

7. 乙异丙醚　　　8. 苯乙醚

9. 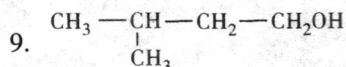　　　10.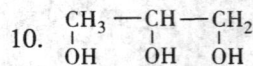

11. 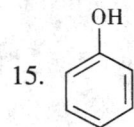　　　12.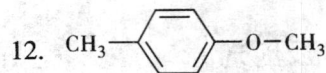

13. 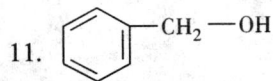　　　14. $CH_3CH_2OCH_2CH_3$

15. 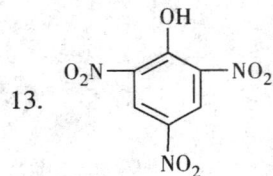　　　16.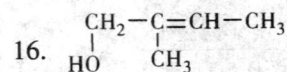

二、填空题

1. 醇含有羟基，分子间可发生氢键缔合　　　醇分子可以与水分子形成氢键

2. 烯烃　　　醚

3. 醛　　　酮　　　不能被氧化

4. 甘油　　　氢氧化铜　　　深蓝

5. 芳环　　　苯酚　　　石炭酸　　　弱

6. 卢卡斯试剂　　　含6个碳以下的伯、仲、叔醇

7. 47% ~ 53%　　　来苏儿

8. 醚键　　　单醚　　　混醚

9. 加氧或去氢　　　加氢或去氧

三、是非题

1. × 　2. × 　3. √ 　4. √ 　5. √ 　6. √ 　7. √ 　8. × 　9. √ 　10. √

四、选择题

1. D 　2. D 　3. D 　4. D 　5. D 　6. A 　7. C 　8. D 　9. B 　10. C 　11. A

12. D 　13. A 　14. A 　15. B 　16. B 　17. C 　18. B

五、完成下列反应式

1.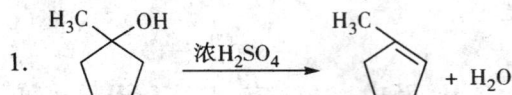

2. $\underset{\underset{OH}{|}}{\underset{\underset{CH_3}{|}}{CH_3CH-CHCH_3}}$ $\xrightarrow[\text{170℃}]{\text{浓}H_2SO_4}$ $\underset{\underset{CH_3}{|}}{CH_3C}=CHCH_3 + H_2O$

3. $\underset{\underset{CH_3}{|}}{CH_3CHCH_2OH}$ $\xrightarrow[\text{H}_2SO_4,\triangle]{\text{分子间脱水}}$ $CH_3CHCH_2OCH_2CHCH_3 + H_2O$

4. $\underset{\underset{OH}{|}}{CH_3CH_2CHCH_3} + HCl$ $\xrightarrow{ZnCl_2}$ $\underset{\underset{Cl}{|}}{CH_3CH_2CHCH_3} + H_2O$

5. CH_3CH_2OH $\xrightarrow{K_2Cr_2O_7/H^+}$ CH_3CHO

6. $HO-\bigcirc-CH_2OH + Na_2CO_3 \longrightarrow NaO-\bigcirc-CH_2OH + NaHCO_3$

7. $\bigcirc\text{-OH} + 3Br_2 \longrightarrow$ 2,4,6-三溴苯酚 $+ 3HBr$

8. $\underset{\underset{CH_2-OH}{|}}{\overset{\overset{CH_2-OH}{|}}{CH-OH}} + 3HONO_2$ $\xrightarrow{\text{浓}H_2SO_4}$ $\underset{\underset{CH_2-OH}{|}}{\overset{\overset{CH_2-OH}{|}}{CH-OH}} + 3H_2O$

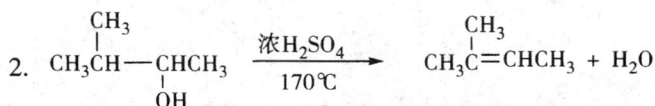

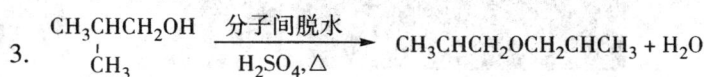

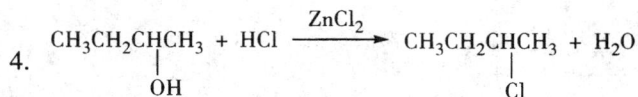

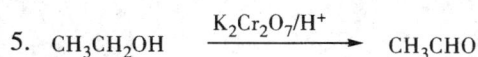

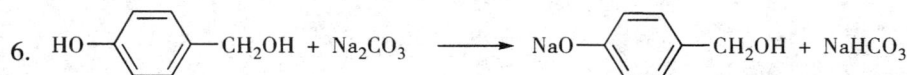

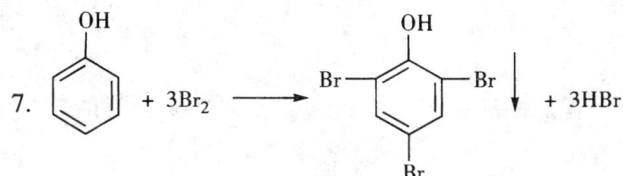

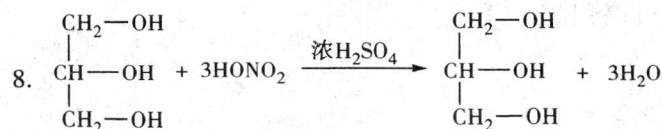

六、用化学方法鉴别下列各组化合物

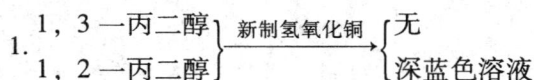

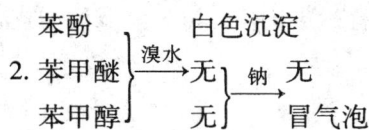

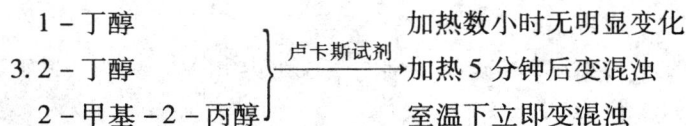

1. $\left.\begin{array}{l}1,3-丙二醇\\1,2-丙二醇\end{array}\right\}$ $\xrightarrow{\text{新制氢氧化铜}}$ $\left\{\begin{array}{l}无\\深蓝色溶液\end{array}\right.$

2. $\left.\begin{array}{l}苯酚\\苯甲醚\\苯甲醇\end{array}\right\}$ 白色沉淀 $\xrightarrow{\text{溴水}}$ $\left\{\begin{array}{l}无\\无\end{array}\right.$ $\xrightarrow{\text{钠}}$ $\left\{\begin{array}{l}无\\冒气泡\end{array}\right.$

3. $\left.\begin{array}{l}1-丁醇\\2-丁醇\\2-甲基-2-丙醇\end{array}\right\}$ $\xrightarrow{\text{卢卡斯试剂}}$ $\left\{\begin{array}{l}加热数小时无明显变化\\加热5分钟后变混浊\\室温下立即变混浊\end{array}\right.$

（刘俊宁）

57

第七章

醛 酮 醌

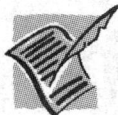

学 习 目 标

1. 掌握醛、酮的结构、分类、官能团和命名；醛、酮的相似性质及醛的特性，会进行有关鉴别。

2. 了解重要的醛酮及其在医药上的应用。

重点、难点解析

一、醛和酮

（一）醛、酮的结构、分类

醛、酮和醌分子中都含有羰基（ $\diagdown C = O$ ），总称为羰基化合物。醛酮的通式为：

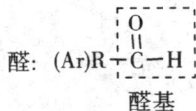

醛基

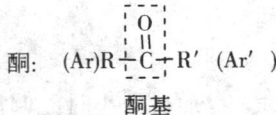

酮基

注意醛酮在结构上的异同：醛的羰基两端分别与氢和烃基相连，酮的羰基两端均与烃基相连；醛的官能团是醛基，酮的官能团是酮基。

根据烃基的种类，醛酮可分为脂肪醛、酮，芳香醛、酮以及脂环醛、酮。

（二）醛、酮的命名

1. 脂肪族醛、酮的命名 ①选主链：要选含官能团的最长碳链，根据碳原子数称为某醛；②编号：从近官能团一端开始；③写出名称：先取代基后母体，醛基的位置不必标出，但酮基的位置要标明。

2. 芳香醛、酮和脂环醛、酮的命名 以脂肪醛、酮为母体，将芳香烃基作为取代基，其余规则同脂肪醛酮。

注意醛酮在命名上的区别：由于醛基属于链端官能团，故编号时醛基中的碳为"1"号碳，命名时不必标出醛基的位次；而酮的编号应从近官能团一端开始，且命名时需标出酮基的位次。

【例题7-1】命名下列化合物

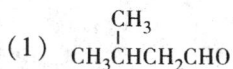

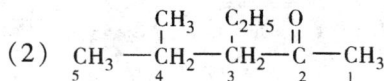

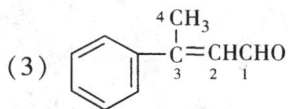

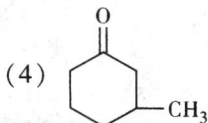

（1）$\underset{CH_3CHCH_2CHO}{\overset{CH_3}{|}}$

（2）$\underset{CH_3-}{\overset{}{\underset{5}{}}}\underset{CH_2-}{\overset{CH_3}{\underset{4}{|}}}\underset{CH_2-}{\overset{C_2H_5}{\underset{3}{|}}}\underset{C}{\overset{O}{\underset{2}{\|}}}-\underset{CH_3}{\underset{1}{}}$

（3）苯环$-\underset{\underset{3}{C}}{\overset{CH_3}{\underset{}{|}}}=\underset{2}{CH}\underset{1}{CHO}$

（4）环己酮 CH_3

（5）$CH_3CH=CHCH_2CHO$

【解】（1）3-甲基丁醛　（2）4-甲基-3-乙基-2-戊酮　（3）3-苯基-2-丁烯醛　（4）3-甲基环己酮　（5）3-戊烯醛

（三）醛、酮的物理性质

醛酮的沸点高于分子量相近的烃及醚类，但其沸点低于相应的醇；低级醛酮易溶于水，随着烃基的增大其水溶性迅速降低，但易溶于有机溶剂。

（四）醛、酮的化学性质

1. 醛和酮的相似性质

（1）加成反应　反应发生在羰基上，反应过程可表达为：

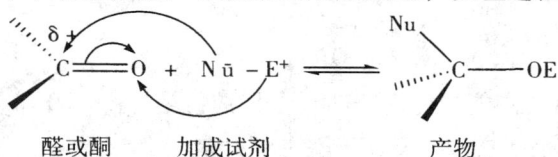

$$\overset{\delta+}{C}=O + N\bar{u}-E^+ \rightleftharpoons \overset{Nu}{\underset{}{C}}-OE$$

醛或酮　　加成试剂　　　　　　产物

①与氢氰酸加成　醛、脂肪族甲基酮以及少于8个碳原子的脂环酮能反应，生成 α-羟基腈。

②与亚硫酸氢钠加成　醛、脂肪族甲基酮以及少于8个碳原子的脂环酮能反应，生成 α-羟基磺酸钠。产物不溶于饱和亚硫酸氢钠溶液而析出冰状结晶，可用做鉴别反应。

③与氨的衍生物加成　所有类型的醛、酮均能反应。常见的氨的衍生物（用通式 H_2N-G 表示）有：羟氨（H_2N-OH）、肼（H_2NNH_2）、与2，4-二硝基苯肼

（ H_2N-HN-苯环$-NO_2$，NO_2 ）等。反应通式为：

$$\overset{}{C}=O + H_2\underset{}{}N-G \xrightarrow{-H_2O} \overset{}{C}=N-G$$

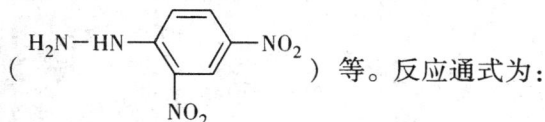

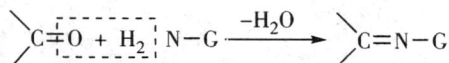

其中醛酮与2，4-二硝基苯肼的产物为黄色晶体，因此常用于醛酮的鉴别。

④与醇加成　所有的醛均能发生该反应，但酮在相同的条件下很难反应。

$$(Ar)R-\overset{\overset{O}{||}}{CH} + R'\overset{}{O}H \underset{}{\overset{干HCl}{\rightleftharpoons}} (Ar)R-\overset{\overset{[OH]\ 半缩醛羟基}{|}}{CH}-OR'$$

醛　　　　　　　　　　　　　　半缩醛

$$(Ar)R-\overset{\overset{OH}{|}}{CH}-OR' + H\overset{}{O}R' \underset{-H_2O}{\overset{干HCl}{\rightleftharpoons}} (Ar)R-CH\overset{OR'}{\underset{OR'}{\diagup}}$$

半缩醛　　　　　　　　　　　　　缩醛

（2）卤代反应　在酸或碱的催化下，醛、酮分子中的 α－H 可逐步被卤素取代生成 α－卤代醛、酮。

最重要的是碘仿反应，该反应是乙醛、甲基酮及 $CH_3-\overset{\overset{OH}{|}}{CH}-H(R)$ 结构的醇的特性反应，碘仿为不溶于水的淡黄色结晶，常用于醛酮的鉴别。

（3）还原反应　醛、酮中的羰基发生催化加氢反应。醛被还原生成伯醇，酮被还原生成仲醇。该反应正好是醇脱氢氧化反应的逆反应。

2. 醛的特殊性质

（1）氧化反应　$(Ar)R-\overset{\overset{O}{||}}{C}-H \xrightarrow{[O]} (Ar)R-\overset{\overset{O}{||}}{C}-OH$

①托伦反应（银镜反应）　所有醛均能与托伦试剂（主要成份是 $[Ag(NH_3)_2]^+$）发生反应形成银镜，而酮无此反应，故银镜反应常用于醛和酮的鉴别。

②斐林反应　仅脂肪醛与斐林试剂（酒石酸钾钠与 Cu^{2+} 所形成的配离子）反应形成深蓝色的螯合物。其中甲醛的还原性强，可形成铜镜。可用斐林试剂区分甲醛、脂肪醛和芳香醛。

（2）与希夫试剂的显色反应　所有的醛均能与希夫试剂（或品红亚硫酸试剂）作用显紫红色，而酮则不显色，可用来鉴别醛和酮。

【例7－2】完成下列反应式

（1）〔环戊酮〕 + HCN ⟶

（2）$CH_3CH_2\overset{\overset{O}{||}}{C}-H$ + NaHSO₃ ⇌

（3）$\overset{CH_3}{\underset{CH_3}{\diagdown}}C=O$ + H₂NNH₂ $\xrightarrow{-H_2O}$

（4）$CH_3\overset{\overset{CH_3}{|}}{CH}CH_2CHO$ + 2CH₃CH₂OH $\xrightarrow{干燥HCl}$

（5）〔环己酮〕 + H₂ $\xrightarrow{Ni}$

【解】(1)

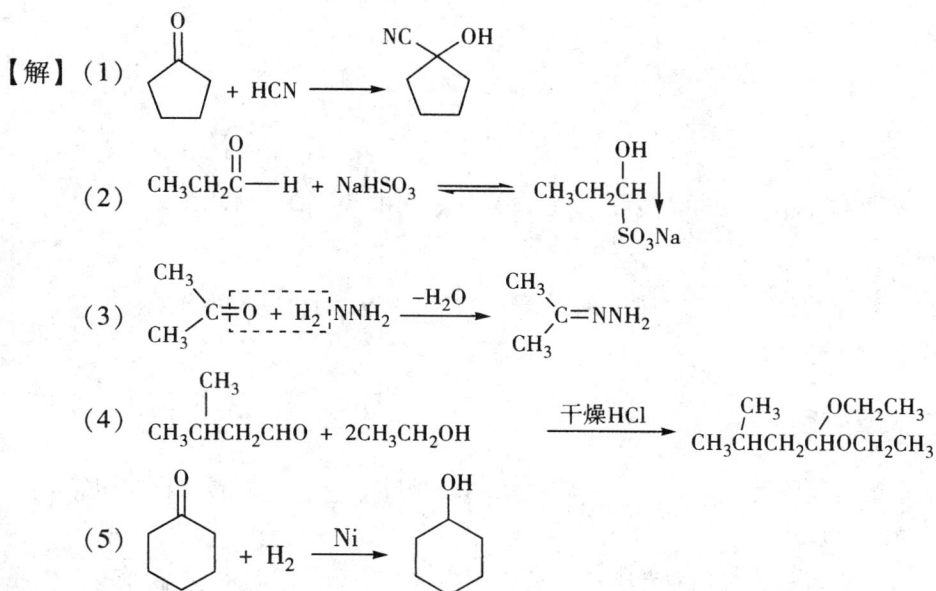

（五）重要的醛、酮

40％的甲醛水溶液称为福尔马林（formalin），是常用的消毒剂和防腐剂。

临床上检查糖尿病患者尿液中的丙酮，可用亚硝酰铁氰化钠（$Na_2[Fe(CN)_5NO]$）的碱性溶液，若有过量丙酮存在，该尿液将呈现鲜红色。也可用碘仿反应检验丙酮的存在。

二、醌

醌是一类具有共轭体系的环己二烯二酮类化合物。醌类化合物根据相应芳烃的名称而称为某醌。例：

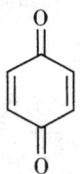

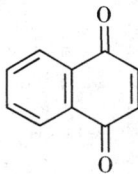

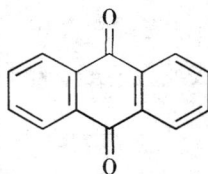

1,4-苯醌　　　　1,4-苯醌　　　　9,10-蒽醌
（对苯醌）　　　（α-萘醌）

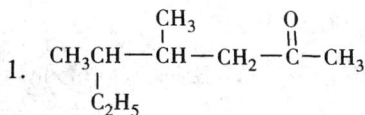 习　题

一、命名或写出结构式

1. $\underset{\underset{C_2H_5}{|}}{CH_3CH}-\underset{\underset{CH_3}{|}}{CH}-CH_2-\overset{\overset{O}{\|}}{C}-CH_3$

2. $H-\overset{\overset{O}{\|}}{C}-H$

3.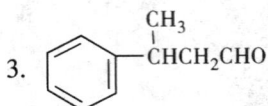

4.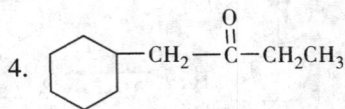

5.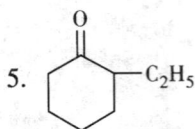

6.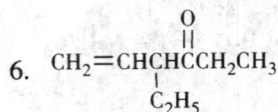

7. β – 甲基戊醛

8. 环戊酮

9. 对甲基苯甲醛

10. 2，5 – 己二酮

11. 3 – 戊烯醛

二、填空题

1. 醛的官能团是_____，最简单的醛是_____；酮的官能团是_____，最简单的酮是_____。

2. 醛、酮可与氢气加成发生还原反应而生成相应的醇，醛加氢后被还原生成_____，而酮被还原生成_____。

3. 甲醛俗称_____，_____的甲醛水溶液称之为_____，是常用的消毒剂和防腐剂。

4. 托伦试剂是由_____配制而成，它可以氧化醛为相应羧酸的铵盐，本身被还原的产物附着在试管内壁上，可形成_____。因此托伦试剂与醛的反应被称为_____反应。

5. 斐林试剂的成分是_____，它可以氧化_____，用此试剂可以鉴别_____。

6. 临床上检验糖尿病患者尿液中是否含有丙酮，常用_____和氨水，若尿液试验呈_____色，说明尿液中有丙酮存在。

7. 能与亚硫酸氢钠发生加成反应的醛、酮是_____。

8. 能发生碘仿反应的化合物有_____。

三、是非题

1. 醛、酮的沸点比相对分子质量相近的醇低，而比相应的烷烃或醚高。（　　　）

2. 碘和氢氧化钠溶液只用以鉴别乙醛、甲基酮。（　　　）

3. 所有醛、酮均能与亚硫酸氢钠发生加成反应，生成白色结晶。（　　　）

4. 苯乙酮不能与2，4 – 二硝基苯肼反应生成黄色沉淀。（　　　）

5. 甲醛的还原性强，可将斐林试剂中的铜离子还原成金属铜，附着在试管壁上形成铜镜。（　　　）

6. 醛、酮的催化加氢反应属于还原反应。（　　　）

7. 醛与希夫试剂作用可显紫红色，而酮则不显色，该反应可用来鉴别醛和酮。

（　　　）

8. 所有的醛都能与斐林试剂反应生成砖红色的氧化亚铜沉淀。（　　　）

四、选择题

1. 醛和酮统称为羰基化合物，这是因为它们的分子中
    A. 都含有醛基   B、都含有羰基
    C、都由碳、氢、氧三种元素组成   D、都含有烃基

2. 下列化合物属于脂肪族甲基酮的是
    A. $CH_3-C(=O)-C_6H_5$ B. $CH_3CH_2C(=O)CH_2CH_3$
    C. 2-甲基环己酮   D. $CH_3CH_2CH(CH_3)C(=O)CH_3$

3. 托伦试剂的主要成分是
    A. 硝酸银溶液   B. 二氨合银（Ⅰ）配离子
    C. 硫酸铜溶液   D. 氯化亚铜氨溶液

4. 鉴别甲醛和乙醛，可选用的试剂是
    A. 托伦试剂   B. 斐林试剂
    C. 希夫试剂   D. 高锰酸钾溶液

5. "福尔马林"指的是
    A. 40%的乙醇溶液   B. 40%的苯甲醇溶液
    C. 40%的甲醛溶液   D. 40%的丙酮溶液

6. 醛与醇发生缩合反应，所用的催化剂是
    A. 浓盐酸   B. 镍   C. 浓硫酸   D. 干燥氯化氢

7. 下列化合物属于芳香醛的是
    A. 环己基CHO   B. 3-甲基苯甲醛   C. $CH_3C(=O)$环己基   D. $CH_3C(=O)C_6H_5$

8. 下列物质中，既能与饱和亚硫酸氢钠反应，又能发生碘仿反应的是
    A. 丙醛   B. 丙酮   C. 乙醇   D. 苯乙酮

9. 斐林试剂是指
    A. 硝酸银氨溶液   B. 硫酸铜溶液
    C. 酒石酸钾钠的氢氧化钠溶液   D. 硫酸铜溶液和酒石酸钾钠的氢氧化钠溶液

10. 鉴别醛和酮可选用的试剂是
    A. 2，4－二硝基苯肼   B. 托伦试剂
    C. 饱和亚硫酸氢钠溶液   D. 碘和氢氧化钠溶液

11. 下列各组物质能用希夫试剂鉴别开的是
    A. 甲醛和乙醛　　　　　　　　B. 甲醛和苯甲醛
    C. 乙醛和丙酮　　　　　　　　D. 丙酮和甘油

12. 临床上检验糖尿病患者的尿液中丙酮的试剂是
    A. 亚硝酰铁氰化钠和氨水　　　B. 斐林试剂
    C. 托伦试剂　　　　　　　　　D. 硝酸银氨溶液

13. 下列各组物质中，能用 2，4 – 二硝基苯肼鉴别开的是
    A. 苯甲醇和苯酚　　　　　　　B. 丙酮和丙醛
    C. 苯甲醛和苯甲醇　　　　　　D. 乙醛和苯甲醛

五、完成下列反应式

1. 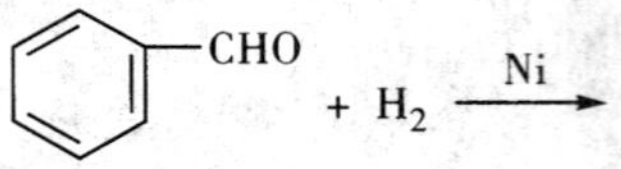 $+ H_2 \xrightarrow{Ni}$

2. $+ H_2 \xrightarrow{Ni}$

3. $CH_3CHO + NaHSO_3 \longrightarrow$

4. $CH_3CH_2CHO + HCN \longrightarrow$

5. $+ 2CH_3CH_2OH \xrightarrow{干燥HCl}$

6. 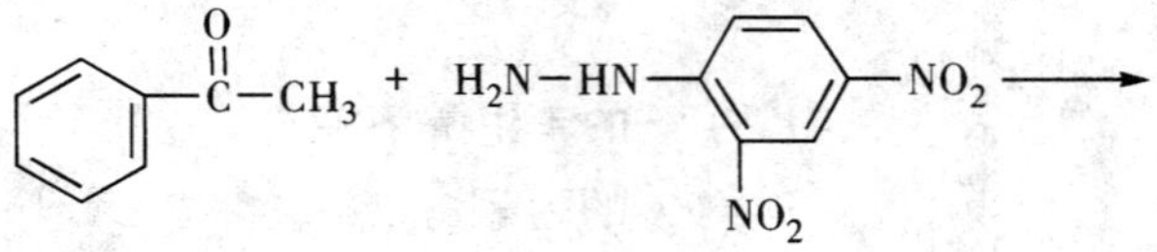 $\longrightarrow$

7. 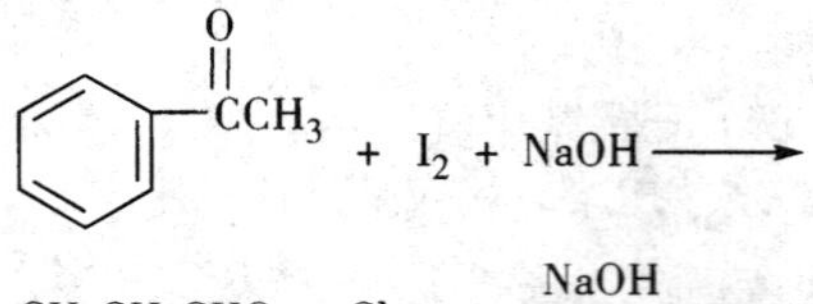 $+ I_2 + NaOH \longrightarrow$

8. $CH_3CH_2CHO + Cl_2 \xrightarrow{NaOH}$

六、用化学方法鉴别下列各组化合物

1. 甲醛、乙醛、丙醛

2. 乙醇、乙醛、丙酮

3. 丙醛、丙酮

4. 正丙醇、异丙醇

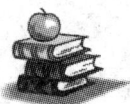

参考答案

一、命名或写出结构式

1. 4，5 – 二甲基 – 2 – 庚酮

2. 甲醛

3. 3 – 苯基丁醛

4. 1 – 环己基 – 2 – 丁酮

5. 2 – 乙基环己酮

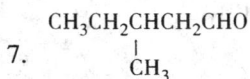

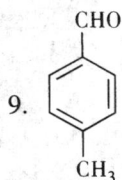

6. 4 – 乙基 – 5 – 己烯 – 3 – 酮

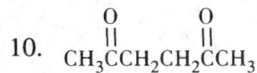

7. $CH_3CH_2CHCH_2CHO$
   $\quad\quad\quad\;|$
   $\quad\quad\quad CH_3$

8.

9.

10. $CH_3CH_2CH_2CCH_3$ （二个羰基 O）
    $CH_3\overset{O}{C}CH_2CH_2\overset{O}{C}CH_3$

11. $CH_3CH=CHCH_2CHO$

二、填空题

1. 醛基　　甲醛　　酮基　　丙酮

2. 伯醇　　仲醇

3. 蚁醛　　40%　　福尔马林

4. 硝酸银溶液和氨水　　银镜　　银镜

5. $CuSO_4$ 溶液、酒石酸钾钠的 NaOH 溶液　　脂肪醛　　脂肪醛和芳香醛

6. 亚硝酰铁氰化钠　　鲜红色

7. 醛、脂肪族甲基酮及 8 个碳以下的环酮

8. 乙醛和甲基酮，乙醇和能被氧化为甲基酮的醇

三、是非题

1. √　　2. ×　　3. ×　　4. ×　　5. √　　6. √　　7. √　　8. ×

四、选择题

1. B　2. D　3. B　4. B　5. C　6. D　7. B　8. B　9. D　10. B　11. C　12. A
13. C

五、完成下列反应式

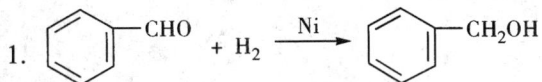

1.

2. $\underset{\underset{CH_3CH_2CCH_3}{|}}{\overset{\overset{CH_3\ O}{|\ \ ||}}{}} + H_2 \xrightarrow{Ni} \underset{\underset{CH_3CHCH_2CHCH_3}{|\ \ \ \ \ \ \ \ \ \ |}}{\overset{\overset{CH_3\ \ \ \ \ OH}{|\ \ \ \ \ \ \ \ \ |}}{}}$

3. $CH_3CHO + NaHSO_3 \longrightarrow \underset{\underset{SO_2Na}{|}}{\overset{\overset{OH}{|}}{CH_3CH}}$

4. $CH_3CH_2CHO + HCN \longrightarrow \underset{\underset{CN}{|}}{\overset{\overset{OH}{|}}{CH_3CH_2CH}}$

5. $\underset{\overset{|}{CH_3CHCH_2CHO}}{\overset{CH_3}{}} + 2CH_3CH_2OH \xrightarrow{\text{干燥 HCl}} \underset{\overset{|\ \ \ \ \ \ \ \ \ \ \ \ \ |}{CH_3CHCH_2CHOCH_2CH_3}}{\overset{CH_3\ \ \ OCH_2CH_3}{}}$

6.

7.

8. $CH_3CH_2CHO + Cl_2 \xrightarrow{NaOH} \underset{\underset{Cl}{|}}{CH_3CHCHO}$

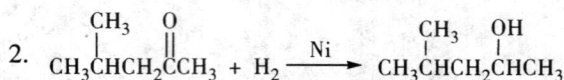

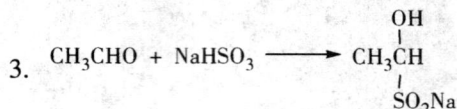

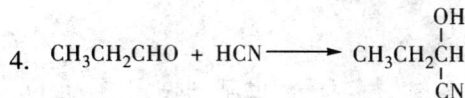

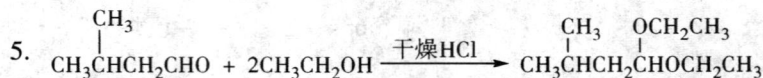

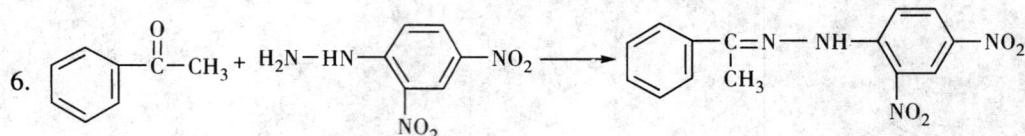

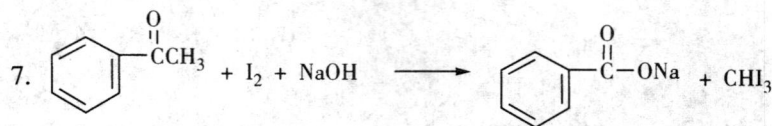

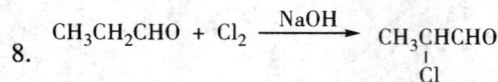

六、用化学方法鉴别下列各组化合物

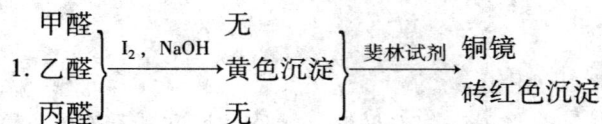

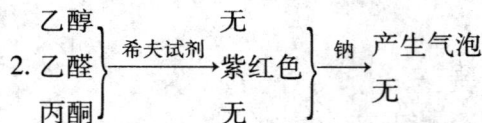

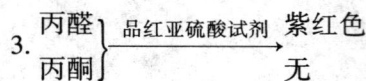

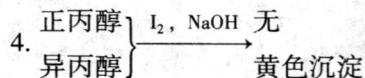

1. $\left.\begin{array}{l}甲醛\\乙醛\\丙醛\end{array}\right\}\xrightarrow{I_2,\ NaOH}\begin{array}{l}无\\黄色沉淀\\无\end{array}\xrightarrow{\text{斐林试剂}}\begin{array}{l}铜镜\\ \\砖红色沉淀\end{array}$

2. $\left.\begin{array}{l}乙醇\\乙醛\\丙酮\end{array}\right\}\xrightarrow{\text{希夫试剂}}\begin{array}{l}无\\紫红色\\无\end{array}\xrightarrow{\text{钠}}\begin{array}{l}产生气泡\\ \\无\end{array}$

3. $\left.\begin{array}{l}丙醛\\丙酮\end{array}\right\}\xrightarrow{\text{品红亚硫酸试剂}}\begin{array}{l}紫红色\\无\end{array}$

4. $\left.\begin{array}{l}正丙醇\\异丙醇\end{array}\right\}\xrightarrow{I_2,\ NaOH}\begin{array}{l}无\\黄色沉淀\end{array}$

（刘俊宁）

第八章

羧酸和取代羧酸

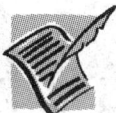

学习目标

1. 掌握羧酸的结构、命名和主要化学性质。
2. 熟悉羟基酸和酮酸的结构。
3. 了解几个重要的羧酸、羟基酸和酮酸。

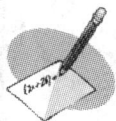

重点、难点解析

一、羧酸

（一）羧酸的结构

羧酸的结构通式为（H）R—C—OH ，羧基是羧酸的官能团，可简写为 – COOH。

（结构式中 C 上方标 O，以双键相连）

（二）羧酸和命名

1. 系统命名法

（1）选择含有羧基的最长碳链做主链，根据主链碳原子数称为"某酸"。

（2）从羧基一端开始，用阿拉伯数字给主链碳原子编号，也可由与羧基直接相连的碳原子开始，依次用希腊字母 α、β、γ······给主链碳原子编号。

（3）把支链作为取代基，将取代基的位置、数目和名称写在"某酸"的前面。

脂肪族二元羧酸的命名是将含有两个羧基在内的最长碳链作为主链，命名为"某二酸"。

不饱和脂肪酸的命名是将含羧基和碳碳双键的最长碳链作为主链，命名为"某烯酸"，当碳原子超过十个时，应命名为"某碳烯酸"。

芳香族羧酸是把芳香烃基作为取代基，按脂肪族羧酸来命名。

【例8－1】用系统命名法命名下列化合物

（1）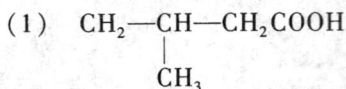

（2）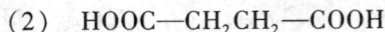

（3）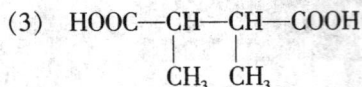

（4）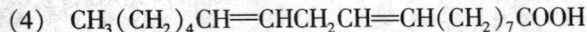

（5）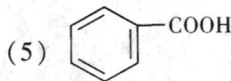

（6）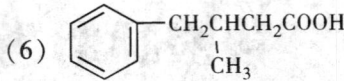

【解】（1）3 甲基丁酸　　　　（2）丁二酸（琥珀酸）

（3）2，3 – 二甲基丁二酸　（4）9，12 – 十八碳二烯酸（亚油酸）

（5）苯甲酸　　　　　　　（6）3 甲基 4 苯基丁酸

2. 俗名

许多羧酸是从天然产物中得到的，常常根据它们的来源所叫的名称，称为俗名。例如：甲酸最初有蚂蚁毒汁中得到，故称为蚁酸；乙酸是食醋的主要成分，故称为醋酸；乙二酸常以盐的形式存在于植物的细胞壁中，故称为草酸等等。

羧酸分子中失去羧基中的羟基所剩下的部分称为酰基，其通式为：$R-\overset{O}{\underset{}{C}}-$，酰基的名称根据原来羧酸的名称而称为"某酰基"。

重要的酰基有：

甲酰基 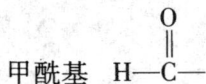　　　乙酰基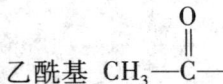

苯甲酰基 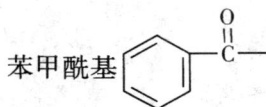　　　草酰基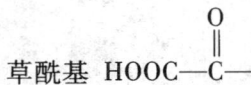

（三）羧酸主要化学性质

1. 酸性

羧酸分子中的羧基能离解出氢离子，因而羧酸具有酸性。

$$RCOOH \rightleftharpoons RCOO^- + H^+$$

羧酸的酸性比碳酸强，能够分解碳酸盐和碳酸氢盐。利用此性质，可鉴别羧酸。

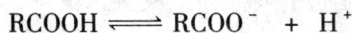

2. 羧基中羟基的取代反应

①酰卤的生成

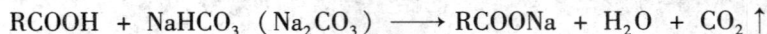

$$RCOOH + SOCl_2 \longrightarrow RCOCl + SO_2 + HCl\uparrow$$

②酸酐的生成

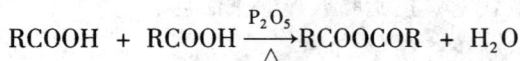

③酯的生成

该反应是羧酸分子中羧基上的羟基与醇分子中羟基上的氢脱水，酰基和烃氧基结合成酯。

$$RCOOH + R_1OH \underset{}{\overset{H^+}{\rightleftharpoons}} RCOOR_1 + H_2O$$

④酰胺的生成

在羧酸中通入氨气或加入碳酸铵，首先生成羧酸的铵盐，铵盐加热脱水生成酰胺。

$$RCOOH + NH_3 \longrightarrow RCOONH_4 \underset{\triangle}{\overset{-H_2O}{\longrightarrow}} RCONH_2$$

3. 脱羧反应

$$HOOC-COOH \longrightarrow H-COOH + CO_2 \uparrow$$

4. 甲酸的特性

甲酸特殊的结构决定了它的特性：

①甲酸的酸性比其他饱和一元羧酸强。

②甲酸具有还原性，能被强氧化剂 $KMnO_4$ 氧化，在碱性条件下也能与托伦试剂和菲林试剂作用。这是区别甲酸和其他羧酸的唯一方法。

5. 乙二酸的特性

乙二酸分子中二个羧基直接相连，使其具有以下特性：

①乙二酸的酸性比饱和一元羧酸和其他二元羧酸强。

②有还原性，可被 $KMnO_4$ 或 Fe^{3+} 氧化。

【例 8 – 2】试用化学方法区别甲酸和乙酸

【解】取两支洁净的试管分别加入少量甲酸和乙酸，再分别加入托伦试剂并加热，能产生银镜的是甲酸，不能产生银镜的是乙酸。

二、羟基酸

分子中同时含有羟基和羧基的化合物叫做羟基酸。

羟基酸的命名是以相应的羧酸作为母体，把羟基作为取代基来命名的。

自然界存在的羟基酸常按其来源而采用俗名。

【例 8 – 3】命名下列化合物

(1)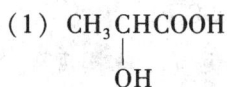

(2)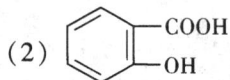

(3)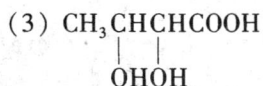

(4)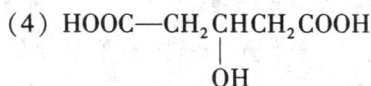

【解】（1）2 – 甲基丙酸（乳酸） （2）α – 羟基苯甲酸（水杨酸）

（3）2，3 – 二羟基丁酸 （4）β – 羟基戊二酸

三、酮酸

分子中同时含有酮基和羧基的化合物叫做酮酸。

酮酸的命名是选含有酮基和羧基在内的最长碳链作为主链，编号从靠近羧基一端开始，命名为"某酮酸"。

【例 8-4】命名下列化合物

$$(1) \quad CH_3-\overset{\overset{\displaystyle O}{\|}}{C}-CH_2-COOH \qquad\qquad (2) \quad HOOC-CH_2-\overset{\overset{\displaystyle O}{\|}}{C}-COOH$$

【解】（1）3-丁酮酸（β-丁酮酸）　（2）α-酮丁二酸（草酰乙酸）

酮酸具有酮和羧酸的一般性质。

1. 加氢还原反应

酮酸加氢还原成羟基酸，这是人体内物质代谢过程中的还原方式。例如：

$$CH_3-\overset{\overset{\displaystyle O}{\|}}{C}-CH_2-COOH \xrightarrow{+2H} CH_3-\overset{\overset{\displaystyle OH}{|}}{CH}-CH_2-COOH$$

$$\qquad\quad \beta\text{-丁酮酸} \qquad\qquad\qquad \beta\text{-羟基丁酸}$$

2. 脱羧反应

$$CH_3-\overset{\overset{\displaystyle O}{\|}}{C}-CH_2COOH \longrightarrow CH_3-\overset{\overset{\displaystyle O}{\|}}{C}-CH_3 + CO_2$$

临床上把 β-丁酮酸、β-羟基丁酸和丙酮三者总称为酮体。

四、乙酰乙酸乙酯及酮式-烯醇式互变异构现象

乙酰乙酸乙酯表现出双重的反应性能，它能与羰基试剂如羟胺、苯肼反应生成肟、苯腙等，能与氢氰酸、亚硫酸氢钠等发生加成反应，证明它具有酮的结构。另外，乙酰乙酸乙酯还能与金属钠作用放出氢气，能使溴的四氯化碳溶液褪色，与三氯化铁作用产生紫红色，由此，又证明它也具有烯醇式的结构。这种现象的产生是因为乙酰乙酸乙酯室温下通常是由酮式和烯醇式两种异构体共同组成的混合物，它们之间在不断地相互转变，并以一定比例呈动态平衡。

$$CH_3-\overset{\overset{\displaystyle O}{\|}}{C}-CH_2COOC_2H_5 \rightleftharpoons CH_3-\overset{\overset{\displaystyle OH}{|}}{C}=CHCOOC_2H_5$$

像这样两种异构体之间所发生的一种可逆异构化现象，叫做互变异构现象。互变异构现象是有机化学中的普遍现象。

乙酰乙酸乙酯之所以产生互变异构现象主要是是由于其分子中的亚甲基氢受羰基和酯基的双重影响，容易以质子形式转移到羰基氧上而形成烯醇式异构体。

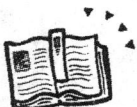

习　题

一、命名下列化合物

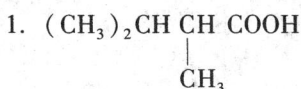

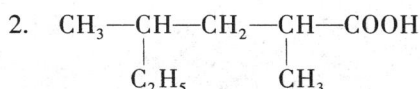

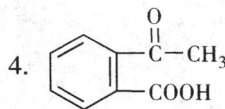

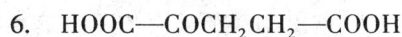

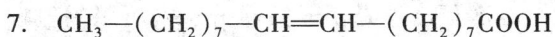

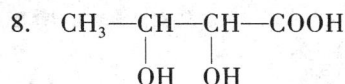

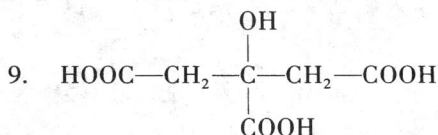

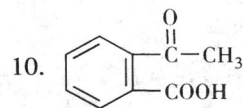

1. (CH$_3$)$_2$CH CH COOH
　　　　　　｜
　　　　　　CH$_3$

2. CH$_3$—CH—CH$_2$—CH—COOH
　　　　　｜　　　　　｜
　　　　C$_2$H$_5$　　　CH$_3$

3. CH$_3$CH$_2$COCH$_2$COOH

4.
　　　　　O
　　　　‖
　　　—C—CH$_3$
　　　—COOH

5. CH$_3$—CH＝CHCOOH

6. HOOC—COCH$_2$CH$_2$—COOH

7. CH$_3$—(CH$_2$)$_7$—CH＝CH—(CH$_2$)$_7$COOH

8. CH$_3$—CH—CH—COOH
　　　　　｜　｜
　　　　OH　OH

9. HOOC—CH$_2$—C—CH$_2$—COOH
　　　　　　　　｜
　　　　　　COOH

10.
　　　　O
　　　‖
　—C—CH$_3$
　—COOH

二、写出下列化合物的结构式

1. 草酸　　　2. 2 – 羟基丁酸　　　3. 2，3 – 二甲基 – 3 – 乙基己酸

4. 甲酸酐　　　5. 邻苯二甲酸　　　6. 2，4 – 二甲基 – 3 – 戊酮酸

7. 乳酸　　　8. α – 戊酮酸　　　9. 乙酰乙酸　　　10. α – 萘乙酸

三、填空题

1. 羧酸的结构通式为_____，官能团为_____。

2. 羧酸分子中失去羧基中的羟基所剩下的部分称为_____，其通式为_____。

3. 羧酸的酸性比_____强，能够分解_____和_____，利用此性质，可鉴别羧酸。

4. 甲酸的结构比较特殊，分子中既含有_____，又含有_____，因而具有还原性，能与____试剂发生银镜反应，能与斐林试剂或班氏试剂作用生成_____色的氧化亚铜沉淀，还能使高锰酸钾溶液褪色，这些性质都可用于甲酸的鉴别。

5. 乙酸俗称_____，是食醋的主要成分。乙酸常温下是_____的液体。医药上 0.5% ~2% 乙酸溶液作为_____剂用于烫伤或灼伤感染的创面的洗涤，也可用食醋消毒法"预防流感。

6. 乙酰水杨酸俗称_____，具有_____作用，是常用内服的解热镇痛药。

7. 临床上把_____，_____和_____三者总称为酮体。

8. α – 羟基丙酸俗称_____，在体内酶的催化作用下，能脱氢氧化成_____。

9. 3 – 羟基 – 3 – 羧基戊二酸俗称_____，结构式为_____，它的钠盐有_____的作用，临床上用作_____剂。

10. _____的现象，称为互变异构现象。

四、是非题

1. 羧酸分子中羧基上的氢原子被其他原子或原子团取代后的化合物称为取代羧酸。（　　）

2. 常见的羧酸多有俗名，这是根据它们的来源命名的。（　　）

3. 羧酸的沸点比相对分子质量相近的醇低，这是由于羧酸分子间可以以氢键而缔合成稳定的二聚体。（　　）

4. 羧酸的酸性比碳酸弱，能够分解碳酸盐和碳酸氢盐，利用此性质，可鉴别羧酸。（　　）

5. 甲酸由于结构特殊，除具有羧酸的通性外，还具有还原性，故可用银镜反应来区别甲酸和其他羧酸。（　　）

6. 乙二酸的酸性比其他二元羧酸的酸性弱。（　　）

7. 2 – 羟基丁二酸俗称柠檬酸。（　　）

8. β – 丁酮酸俗称草酰乙酸。（　　）

9. 人体的新陈代谢过程中，羟基酸和酮酸可以通过去氢氧化和加氢还原而相互转化。（　　）

10. 由于羟基的影响，羟基酸的酸性比相应的羧酸强，且羟基离羧基越近，酸性越强。（　　）

五、选择题

1. 饱和一元羧酸的通式为
   A. ROH　　　B. RCHO　　　C. RCOOH　　　D. ROR

2. 分子式为（$CH_3CH_2CO)_2O$ 的化合物是
   A. 丙醚　　B. 丙酮　　C. 丙醛　　　D. 丙酸酐

3. 下列各组化合物，不为同分异构体的是
   A. 乙醇和甲醚　　　　　　　　B. 丙醛和丙酮
   C. 丙酸和乙酸甲酯　　　　　　D. 丙酸和丙酮酸

4. 区别甲酸和乙酸，可使用的试剂是
   A. 石蕊　　B. Na_2CO_3 溶液　　C. 托伦试剂　　　D. NaOH 溶液

5. 既能与 Na_2CO_3 溶液反应，又能发生酯化反应的是

A. 乙醇　　B. 乙酸　　C. 乙醛　　D. 苯酚

6. 下列物质不能发生银镜反应的是

　　A. 丙酸　　B. 丙醛　　C. 甲酸　　D. 甲酸乙酯

7. 下列物质能发生还原反应生成羟基酸的是

　　A. 乳酸　　B. 草酸　　C. 水杨酸　　D. 草酰乙酸

8. 下列各组物质，反应时无气体放出的是

　　A. 乙醇和金属钠　　　　　　　　B. 乙酸和 Na_2CO_3

　　C. 加热草酸钠固体　　　　　　　D. 苯酚和 NaOH

9. 下列物质中，不属于酮体成分的是

　　A. 丙酮　　　　　　　　　　　　B. 丙酮酸

　　C. β – 丁酮酸　　　　　　　　　D. β – 羟基丁酸

10. 下列化合物中，酸性由强到弱排列正确的是

　　A. 甲酸 > 乙酸 > 苯酚 > 草酸　　　　B. 乙酸 > 甲酸 > 苯酚 > 草酸

　　C. 草酸 > 甲酸 > 乙酸 > 苯酚　　　　D. 苯酚 > 乙酸 > 甲酸 > 草酸

11. 羧酸的沸点比相对分子质量相近的醇还高，其主要原因是

　　A. 形成分子内氢键　　　　　　　B. 极性大

　　C. 双分子缔合　　　　　　　　　D. 形成高聚体

12. 阿司匹林的结构式，正确的是

A. 　B. 　C. 　D.

13. 乙酰乙酸乙酯既能与 $FeCl_3$ 溶液发生显色反应，又能与 2，4 – 二硝基苯肼作用生成黄色沉淀，这是因为它存在

　　A. 顺反异构体　　　　　　　　　B. 对映异构体

　　C. 互变异构体　　　　　　　　　D. 构象异构体

14. 乳酸脱氢氧化的产物是

　　A. 丙酮　　B. 丙酮酸　　C. 2 – 羟基丙酸　　D. 丙醛

15. 下列化合物中能加热脱羧生成酮的是

　　A. β – 丁酮酸　　　　　　　　　B. β – 羟基丁酸

　　C. 丙酮酸　　　　　　　　　　　D. 水杨酸

16. 下列各组物质中，不能发生反应的是

　　A. 乙酸和乙醇　　　　　　　　　B. 乙酸和氢氧化钠溶液

　　C. 乙酸和碳酸钠溶液　　　　　　D. 乙酸和高锰酸钾溶液

17. 区别邻 – 羟基苯甲酸和邻 – 甲氧基苯甲酸时，可使用的试剂是

　　A. $FeCl_3$　　B. $NaHCO_3$　　C. HCl　　D. NaOH

18. 下列物质中，既能与碳酸钠溶液反应，又能与氢氧化铜溶液反应的是

　　A．酒精　　B. 石碳酸　　C. 醋酸　　D. 甘油

19. 既有还原性，又能发生酯化反应的是

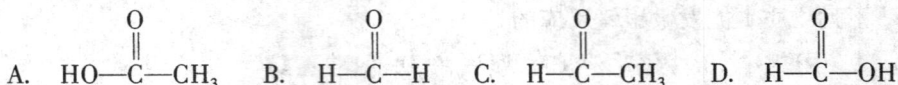

A. $HO-\overset{\overset{\displaystyle O}{\|}}{C}-CH_3$ B. $H-\overset{\overset{\displaystyle O}{\|}}{C}-H$ C. $H-\overset{\overset{\displaystyle O}{\|}}{C}-CH_3$ D. $H-\overset{\overset{\displaystyle O}{\|}}{C}-OH$

20. 下列化合物中，酸性最强的是

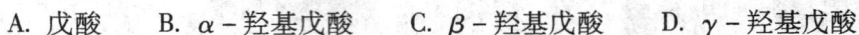

A. 戊酸   B. α – 羟基戊酸   C. β – 羟基戊酸   D. γ – 羟基戊酸

六、完成下列反应方程式

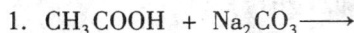

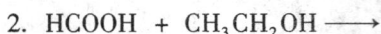

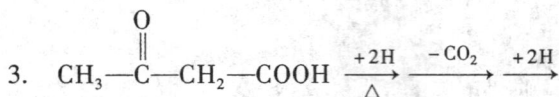

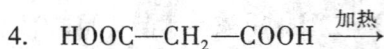

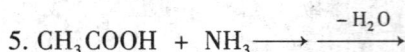

1. $CH_3COOH + Na_2CO_3 \longrightarrow$

2. $HCOOH + CH_3CH_2OH \longrightarrow$

3. $CH_3-\overset{\overset{\displaystyle O}{\|}}{C}-CH_2-COOH \xrightarrow[\triangle]{+2H} \xrightarrow{-CO_2} \xrightarrow{+2H}$

4. $HOOC-CH_2-COOH \xrightarrow{加热}$

5. $CH_3COOH + NH_3 \longrightarrow \xrightarrow{-H_2O}$

七、用化学方法鉴别下列各组化合物

1. 甲酸、乙酸和水杨酸
2. 乙醇、乙醛和乙酸
3. 水杨酸和乙酰水杨酸
4. 苯酚、苯甲酸和甲酸

八、推导结构

1. 某碳氢化合物 A 在催化剂作用下与水加成生成化合物 B（C_2H_4O），B 的氧化产物 C 和还原产物 D 在酸催化下加热脱水生成 E。写出 A、B、C、D、E 的结构简式和名称。

2. 分子式为 $C_9H_8O_3$ 的一种化合物，能溶于 NaOH 和 Na_2CO_3 溶液，与 $FeCl_3$ 溶液有显色反应，能使溴的四氯化碳溶液褪色用 $KMnO_4$ 氧化得到对 – 羟基苯甲酸，试推断该化合物的结构式。写出符合上述性质的所有物质的名称和结构式。

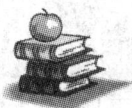

参考答案

一、命名下列化合物

1. 2，4 – 二甲基丁酸   2. 2，4 – 二甲基己酸

3. 3 – 戊酮酸   4. 邻 – 甲基苯甲酸

5. 2 - 丁烯酸　　　　　　　6. α - 酮戊二酸

7. 9 - 十八碳烯酸　　　　　8. 2，3 - 二羟基丁酸

9. 3 - 羟基 - 3 - 羧基戊二酸　　10. 乙酰水杨酸

二、写出下列化合物的结构式

1.　HOOC—COOH

2.　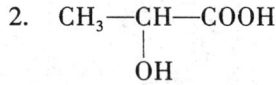

3.　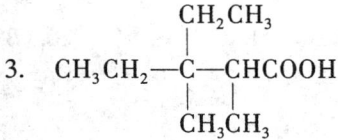

4.　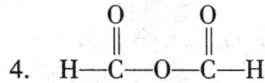

5.　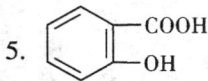

6.　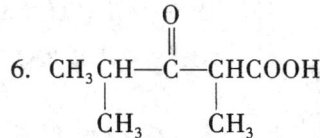

7.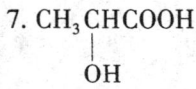

8.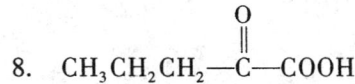

9.　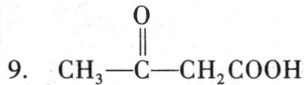

10.　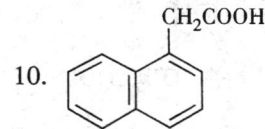

三、填空题

1. RCOOH　　　- COOH。

2. 酰基，　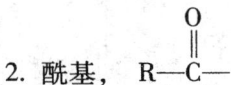

3. 碳酸　　碳酸盐　　碳酸氢盐

4. 羧基　　醛基　　托伦　　砖红

5. 草酸　　无色有刺激性气味　　消毒防腐

6. 阿司匹林　　解热镇痛

7. β - 羟基丁酸　　β - 丁酮酸　　丙酮

8. 乳酸　　丙酮酸

9. 柠檬酸　　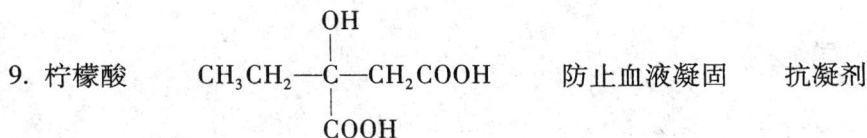　　防止血液凝固　　抗凝剂

10. 两种异构体之间所发生的一种可逆异构化

四、是非题

1. ×　2. √　3. √　4. ×　5. √　6. ×　7. ×　8. ×　9. √
10. √

五、选择题

1. C　2. D　3. D　4. C　5. B　6. A　7. D　8. D　9. B　10. C
11. C　12. C　13. C　14. B　15. A　16. D　17. A　18. D　19. D　20. B

六、完成下列反应方程式

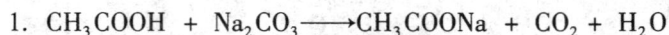

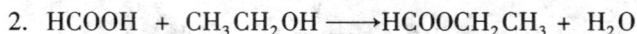

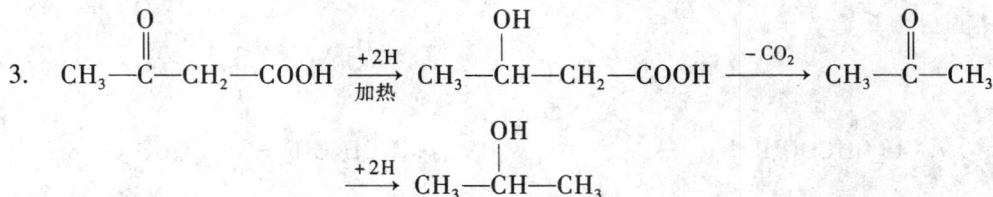

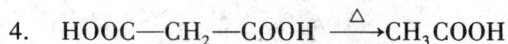

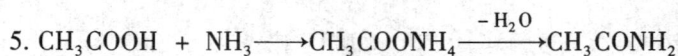

1. $CH_3COOH + Na_2CO_3 \longrightarrow CH_3COONa + CO_2 + H_2O$

2. $HCOOH + CH_3CH_2OH \longrightarrow HCOOCH_2CH_3 + H_2O$

3.
$$CH_3\overset{O}{\overset{\|}{C}}-CH_2-COOH \xrightarrow[\text{加热}]{+2H} CH_3-\overset{OH}{\overset{|}{CH}}-CH_2-COOH \xrightarrow{-CO_2} CH_3\overset{O}{\overset{\|}{C}}-CH_3$$
$$\xrightarrow{+2H} CH_3-\overset{OH}{\overset{|}{CH}}-CH_3$$

4. $HOOC-CH_2-COOH \xrightarrow{\triangle} CH_3COOH$

5. $CH_3COOH + NH_3 \longrightarrow CH_3COONH_4 \xrightarrow{-H_2O} CH_3CONH_2$

七、用化学方法区别下列各组化合物

1. 取三支洁净的试管分别加入甲酸、乙酸和水杨酸，再分别加入三氯化铁溶液，能产生紫色的是水杨酸；在剩余的两支试管中分别加入托伦试剂并加热，能产生银镜的是甲酸，无变化的是乙酸。

2. 取三支洁净的试管分别加入乙醇、乙醛和乙酸，再分别加入金属钠，能放出氢气的是乙醇和乙酸，无变化的是乙醛；在剩余的两支试管中分别加入碳酸钠溶液，能放出二氧化碳气体的是乙酸，无变化的是乙醇。

3. 取两支洁净的试管分别加入水杨酸和乙酰水杨酸，再分别加入三氯化铁溶液，能产生紫色的是水杨酸，无变化的是乙酰水杨酸。

4. 取三支洁净的试管分别加入苯酚、苯甲酸和甲酸，再分别加入三氯化铁溶液，能产生紫色的苯酚；在剩余的两支试管中分别加入托伦试剂并加热，能产生银镜的是甲酸，无变化的是苯甲酸。

八、推导结构

1. A.　$CH\equiv CH$　乙炔　　　　　　　B. CH_3CHO　乙醛

C. CH₃COOH　　乙酸　　　　　　　　D. CH₃CH₂OH　　乙醇

E：CH₃COOCH₂CH₃　　乙酸乙酯

2. 此化合物的结构式为：HO—⟨苯环⟩—CH＝CH—COOH

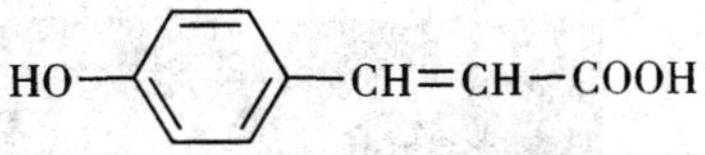

（杨端华）

胺 和 酰 胺

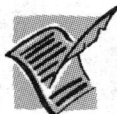

学习目标

1. 熟悉胺、酰胺的结构、分类和命名。
2. 掌握胺、酰胺、尿素的主要理化性质。
3. 了解季铵盐、季铵碱的结构和命名。
4. 了解医学上常见的胺、酰胺及磺胺类药物。

重点、难点解析

一、胺

（一）胺的结构

胺可以看作是氨分子中的氢原子被烃基取代后的化合物。其通式为 RNH_2、$RNHR'$ 和 $R—N—R'$。官能团分别为氨基（$-NH_2$）、亚氨基（$>NH$）和次氨基（$>N-$）。
$\quad\quad\quad\quad\ \ |$
$\quad\quad\quad\quad\ \ R''$

胺的分子结构和无机氨相似，均为三角锥形。

（二）胺的分类和命名

1. 胺的分类

胺根据氮原子上连的烃基类型不同，分为脂肪胺和芳香胺（芳香胺是指芳环与氮原子直接相连的化合物）。

胺根据氮原子相连烃基的数目不同，分为伯胺（$R—N$）、仲胺（$R—N—R'$）和叔胺（$R—N—R'$）。此种分类方法与醇不同，醇是根据烃基所连的碳原子的种类
$\quad\quad\quad\ \ |$
$\quad\quad\quad\ \ R''$

不同而分为伯醇、仲醇和叔醇。

胺根据分子中所含氨基数目不同分为一元胺和多元胺。

季铵盐可以看作是铵盐分子中的铵离子上的四个氢原子被四个烃基取代后的化

合物。

季铵碱可以看作季铵盐分子中的 X⁻ 被 OH⁻ 取代后的化合物。

2. 胺的命名

（1）脂肪胺的命名

脂肪伯胺根据烃基的名称称为"某胺"。

如：$CH_3CH_2NH_2$　　命名为乙胺。　　$CH_3\overset{\underset{\displaystyle CH_3}{|}}{C}H\,NH_2$　　命名为异丙胺

脂肪仲胺、叔胺的命名是分别写出几个取代基的名称，后面加上"胺"字，当有相同的取代基时，将其合并，用二、三表示其合并的数目。当连有不同的取代基时，则简单的写前面，复杂的写后面，"基"字常常省略。

如：　$CH_3—NH—CH_3$　　　　　命名为二甲胺

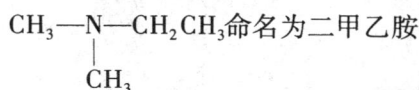

　　$CH_3—\overset{\underset{\displaystyle CH_3}{|}}{N}—CH_2CH_3$　命名为二甲乙胺

如果胺的结构较复杂，烃基难以命名时，可按系统命名原则，将 R、R′、N 作为取代基，以烃为母体，主链碳原子编号从靠近氨基一端开始（其中 R R′N⁻ 为简单烃基或 H）。如：

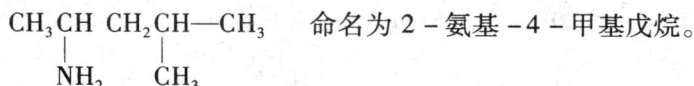

　　$CH_3\overset{\underset{\displaystyle NH_2}{|}}{C}H\,CH_2\overset{\underset{\displaystyle CH_3}{|}}{C}H—CH_3$　　命名为 2 - 氨基 - 4 - 甲基戊烷。

（2）芳香胺的命名

最简单的芳香胺是苯胺（　），当芳香胺苯环上还连有其他取代基时，以苯环为母体，将取代基的名称写在苯胺前面，并用邻（o）、间（m）、对（p）或数字标明取代基的位置，与氨基相连的碳原子编号为1。如：　命名为 p - 甲基苯胺或 4 - 甲基苯胺。

芳香仲胺的命名：以苯胺为母体，将 N 上另一个取代基的名称写在前面，并在名称前加一个"N"字。如：　命名为 N - 甲基苯胺。

芳香叔胺的命名：若 N 上连的另外二个基团相同。则命名为 N，N - 二某基苯胺；若 N 上连的另外二个基团不同，则命名为 N - 某基 - N - 某基苯胺，简单的烃基写在前面。如：

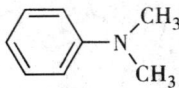

命名为 N，N - 二甲基苯胺

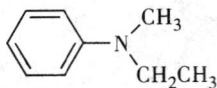

命名为 N - 甲基 - N - 乙基苯胺

（3）胺的盐类、季铵盐、季铵碱的命名

胺的盐类的命名方法是将胺的名称中的"胺"改为铵，再在名称前加上阴离子的名称。如：$[CH_3NH_3]^+Cl^-$ 命名为氯化甲铵。

季铵盐、季铵碱的命名方法是将四个取代基写在"铵"字前，其写法同叔胺的命名，阴离子的名称写在最前面，。如：

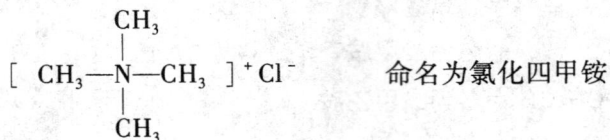

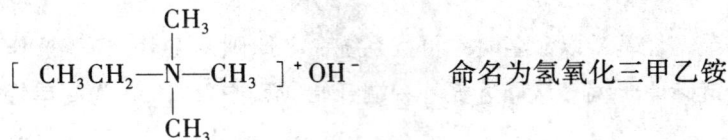

$$[CH_3{-}\overset{\overset{\displaystyle CH_3}{|}}{\underset{\underset{\displaystyle CH_3}{|}}{N}}{-}CH_3]^+Cl^- \qquad 命名为氯化四甲铵$$

$$[CH_3CH_2{-}\overset{\overset{\displaystyle CH_3}{|}}{\underset{\underset{\displaystyle CH_3}{|}}{N}}{-}CH_3]^+OH^- \qquad 命名为氢氧化三甲乙铵$$

【例 9 - 1】指出下列有机物的类型并命名

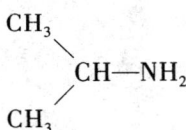

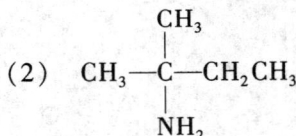

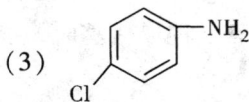

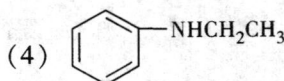

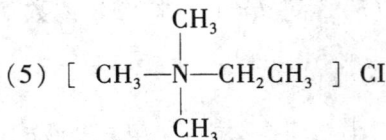

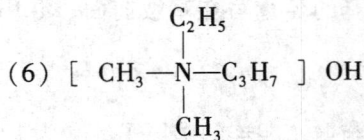

（1）$\underset{\underset{\displaystyle CH_3}{|}}{\overset{\overset{\displaystyle CH_3}{|}}{CH}}{-}NH_2$

（2）$CH_3{-}\underset{\underset{\displaystyle NH_2}{|}}{\overset{\overset{\displaystyle CH_3}{|}}{C}}{-}CH_2CH_3$

（3）对-氯苯胺 $\overset{NH_2}{\underset{Cl}{\bigcirc}}$

（4）$\bigcirc{-}NHCH_2CH_3$

（5）$[CH_3{-}\overset{\overset{\displaystyle CH_3}{|}}{\underset{\underset{\displaystyle CH_3}{|}}{N}}{-}CH_2CH_3]\,Cl$

（6）$[CH_3{-}\overset{\overset{\displaystyle C_2H_5}{|}}{\underset{\underset{\displaystyle CH_3}{|}}{N}}{-}C_3H_7]\,OH$

【解】（1）异丙胺（伯胺）　　　　　（2）2 - 氨基 - 2 - 甲基丁烷（伯胺）

（3）对 - 氯苯胺（伯胺）　　　　　（4）N - 乙基苯胺（仲胺）

（5）氯化三甲乙铵（季铵盐）　　　（6）氢氧化二甲乙丙铵（季铵碱）

【例 9 - 2】写出下列化合物的结构简式

（1）二甲乙胺　　　　　　　　　　（2）1，6 - 己二胺

（3）邻 - 甲基苯胺　　　　　　　　（4）N - 甲基 - N - 乙基苯胺

（5）氯化甲铵　　　　　　　　　　（6）溴化二甲乙铵

【解】（1）$CH_3{-}\underset{\underset{\displaystyle CH_2CH_3}{|}}{N}{-}CH_3$　　　　（2）$H_2NCH_2(CH_2)_4CH_2NH_2$

（3）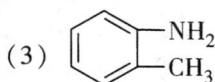

（4）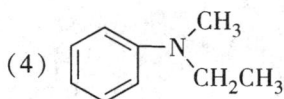

（5）CH_3NH_3Cl

（6）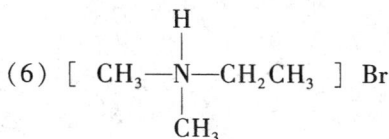

（三）胺的化学性质

1. 碱性与成盐

胺的氮原子上有孤对电子，可结合质子（H^+），因而具有碱性。

胺的碱性大小取决于烃基的电子效应和空间效应。烃基是斥电子基，胺分子中烃基越多，氮原子上的电子云密度越高，越有利于结合 H^+，碱性越强。但叔胺由于其基团的空间位阻较大，阻碍了氮原子与 H^+ 的结合，其碱性有所减弱。芳香胺由于苯环的 π 电子与孤对电子形成一定的共轭，使氮上的电子云密度降低，其碱性比 NH_3 弱。结合电子效应和空间效应两方面的因素，胺的碱性大小为：仲胺 > 伯胺 > 叔胺 > 氨 > 芳香胺。

季铵碱的碱性与 NaOH 相当。

季铵盐一般呈中性。

胺作为碱性物质，可与强无机酸成盐，铵盐是溶于水而不溶于有机溶剂的固体化合物，当向铵盐中加入强碱性物质时，胺又析出，利用这一性质，可以分离胺和不溶于水的中性或酸性物质。

2. 胺与 HNO_2（$NaNO_2 + HCl$）的反应

胺与 HNO_2 的反应是一类很重要的反应，特别是芳香伯胺与 HNO_2 反应生成的重氮盐，是制备其他芳香化合物的重要中间体。胺与 HNO_2 的主要反应如下：

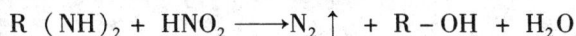

脂肪伯胺

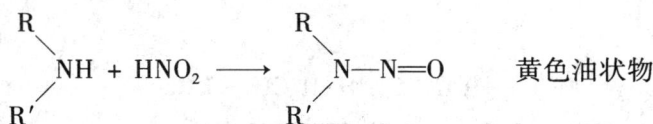

脂肪仲胺

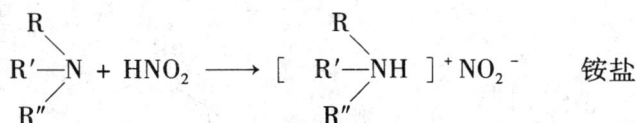

脂肪叔胺

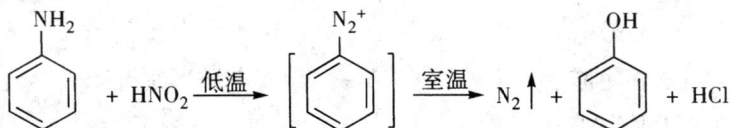

芳香伯胺

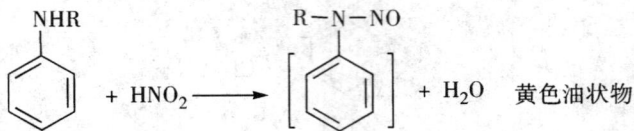

芳香仲胺

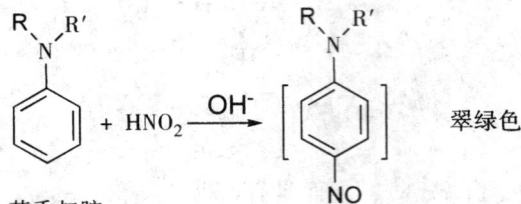

芳香叔胺

利用伯、仲、叔胺与 HNO_2 的不同反应性能，可以鉴别伯、仲、叔胺。

3. 酰化反应

伯胺、仲胺分子中氨基或亚氨基上的氢原子可以被酰卤或酸酐中的酰基取代，生成酰胺。叔胺由于氮上无氢原子，不能发生酰化反应。

酰化反应可用来降低某些胺类药物的毒性，在有机合成上也常常用来保护氨基。

4. 磺酰化反应

在碱存在下，伯胺、仲胺分子中氮上的氢原子可被苯磺酰氯或对–甲苯磺酰氯的磺酰基取代，生成 N–取代的苯磺酰胺或对–甲苯磺酰胺。叔胺由于氮上无氢原子，不能发生磺酰化反应。

【例 9–3】完成下列反应方程式

（1）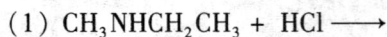

（2）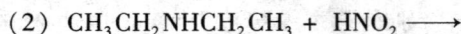

（3）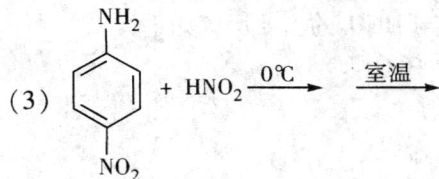

【解】（1）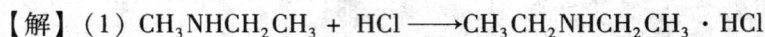

（2）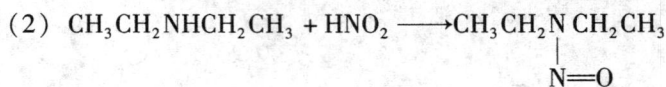

（3）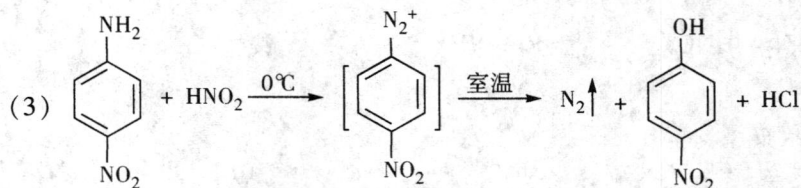

【例 9–4】用化学方法将甲胺、二甲胺、N，N–二甲基苯胺区别开来

【解】取三只洁净的试管分别加入甲胺、二甲胺、N，N–二甲基苯胺，室温下向试管中分别加入 HNO_2，有气泡放出的是甲胺，生成黄色油状物的是二甲胺，再加入少

量碱液变为翠绿色的为 N，N－二甲基苯胺。

二、酰胺

（一）酰胺的结构和命名

酰胺可看作氨或胺分子中氮上的氢原子被酰基取代后的化合物，其通式为：

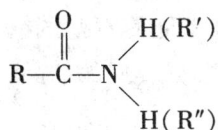

$$R-\overset{\overset{O}{\|}}{C}-N\overset{H(R')}{\underset{H(R'')}{}}$$

酰胺的官能团为 $-\overset{\overset{O}{\|}}{C}-\overset{|}{N}-$

简单酰胺的命名可以根据酰基的名称而称为"某酰胺"，如：$CH_3\overset{\overset{O}{\|}}{C}-NH_2$ 命名为乙酰胺。

较复杂的酰胺的命名，一是称为"某酰某胺"，二是取代基的名称放在"某酰胺"前面，并在取代基名称前加字母"N"。如：$CH_3\overset{\overset{O}{\|}}{C}-NHCH_3$ 命名为乙酰甲胺或 N－甲基乙酰胺。

【例9－5】命名下列化合物

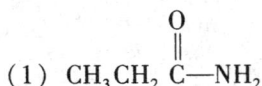

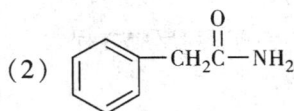

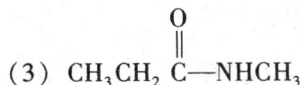

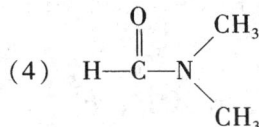

（1）$CH_3CH_2\overset{\overset{O}{\|}}{C}-NH_2$

（2）苯环$-CH_2\overset{\overset{O}{\|}}{C}-NH_2$

（3）$CH_3CH_2\overset{\overset{O}{\|}}{C}-NHCH_3$

（4）$H-\overset{\overset{O}{\|}}{C}-N\overset{CH_3}{\underset{CH_3}{}}$

【解】（1）丙酰胺　　　　　　（2）苯乙酰胺

（3）丙酰甲胺（或 N－甲基丙酰胺）

（4）甲酰二甲胺（或 N，N－二甲基甲酰胺）

（二）酰胺的化学性质

1. 酸碱性

由于酰胺分子中羰基有较强的吸电子能力，受羰基的影响，氮原子上的电子云密度降低，结合质子能力减弱，故其水溶液不显碱性，而是近于中性的化合物。

2. 水解反应

酰胺在酸或碱的催化作用下能够水解，但水解的产物不同。在酸催化下生成羧酸和无机盐，在碱催化下则生成羧酸盐并放出氨气。

三、尿素（或脲）

从结构上看，尿素属于一种特殊的酰胺。

尿素的主要化学性质如下：

1. 弱碱性

由于尿素分子中含有两个氨基，所以呈弱碱性，它的水溶液不能使石蕊试纸变色，其中一个氨基可与强酸作用生成盐。它与 HNO_3、$H_2C_2O_4$ 生成的盐是良好的结晶，不溶于水和浓酸中，利用这种性质，可以从尿液中分离尿素。

2. 水解反应

在酸、碱或尿素酶的催化下，尿素被水解为氨和二氧化碳。

3. 与亚硝酸反应

尿素能与亚硝酸作用放出氮气、二氧化碳和水。由于这个反应能定量完成，所以测定放出氮气的体积，就能求得尿素的含量，故该反应常用于尿素的定量测定。

4. 缩二脲的生成和缩二脲反应

将固体尿素缓慢加热至稍高于其熔点（133℃）时，两分子尿素即失去一分子氨缩合生成缩二脲。缩二脲难溶于水，能溶于碱，在它的碱性溶液中加少量 $CuSO_4$ 溶液，呈紫红色。此颜色反应称为缩二脲反应。凡分子中含有两个或两个以上 $-\overset{O}{\overset{\|}{C}}-\overset{H}{\overset{|}{N}}-$ 结构的化合物均能发生缩二脲反应。

【例9-6】 完成下列反应方程式

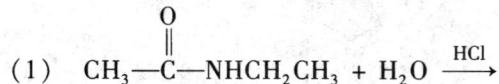

(1) $CH_3-\overset{O}{\overset{\|}{C}}-NHCH_2CH_3 + H_2O \xrightarrow{HCl}$

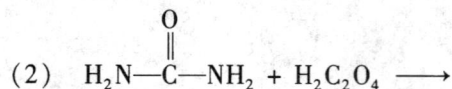

(2) $H_2N-\overset{O}{\overset{\|}{C}}-NH_2 + H_2C_2O_4 \longrightarrow$

【解】

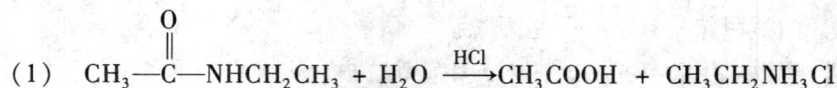

(1) $CH_3-\overset{O}{\overset{\|}{C}}-NHCH_2CH_3 + H_2O \xrightarrow{HCl} CH_3COOH + CH_3CH_2NH_3Cl$

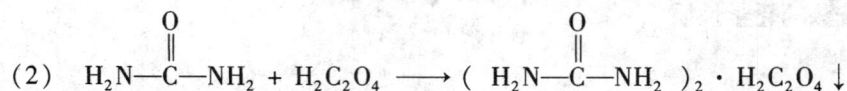

(2) $H_2N-\overset{O}{\overset{\|}{C}}-NH_2 + H_2C_2O_4 \longrightarrow (H_2N-\overset{O}{\overset{\|}{C}}-NH_2)_2 \cdot H_2C_2O_4 \downarrow$

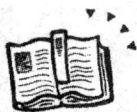

习 题

一、用系统命名法命名下列化合物，属于胺的指出它是属于伯胺、仲胺还是叔胺

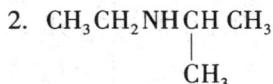

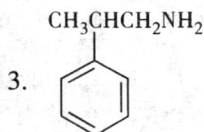

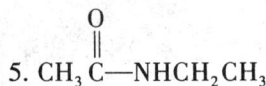

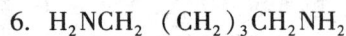

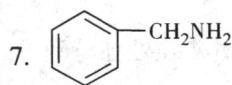

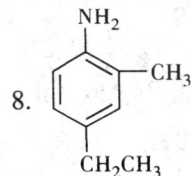

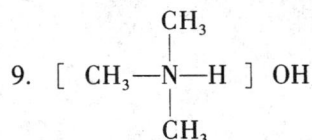

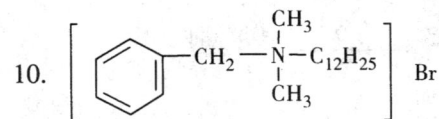

1. $CH_3（CH_2）_4NH_2$

2. $CH_3CH_2NHCHCH_3$
   $\qquad\qquad\qquad |$
   $\qquad\qquad\quad CH_3$

3. $CH_3CHCH_2NH_2$ 苯基

4. $（CH_3CH_2）_3N$

5. $\overset{O}{\overset{||}{CH_3C}}—NHCH_2CH_3$

6. $H_2NCH_2（CH_2）_3CH_2NH_2$

7. 苯基 CH_2NH_2

8.
   NH_2 / CH_3 / CH_2CH_3 苯环

9. $\left[\ CH_3—\overset{\overset{CH_3}{|}}{\underset{\underset{CH_3}{|}}{N}}—H\ \right] OH$

10. $\left[\ 苯基—CH_2—\overset{\overset{CH_3}{|}}{\underset{\underset{CH_3}{|}}{N}}—C_{12}H_{25}\ \right] Br$

二、根据下列结构的名称写出结构式

1. 异丙胺
2. 叔丁胺
3. 间硝基苯胺
4. 三苯胺
5. 对甲基苯胺
6. 4－氨基－2－甲基庚烷
7. N－乙基苯胺
8. 甲酰乙胺
9. 苯甲酰甲胺
10. 尿素

三、填空题

1. 胺可以看作是氨分子中的氢原子被_____取代后的化合物。伯胺、仲胺、叔胺的官能团分别为_____，_____，_____。

2. 氨分子中的氮原子为_____杂化，其中三个_____杂化轨道分别与氢原子的 s 轨道形成三个氮氢_____键，每两个 N—H 键之键角均为 107.3°。另一个杂化轨道被_____占领，整个分子呈_____结构。脂肪胺的结构与氨类似，分子中的氮原子也是_____杂化。

3. 铵盐的铵离子上所连接的四个氢原子被_____取代后形成的化合物称为季铵盐。季铵盐分子中的 X^- 被_____取代后的化合物称为季铵碱。

4. 伯胺和仲胺由于具有极性的_____，能形成分子间氢键，因此，这些胺类的沸点都比与它们相对分子质量相近的烷烃_____。

5. 酰胺可以看作是氨或胺分子中氮原子上的氢原子被_____取代后生成的化合物。亦可以看作是羧酸分子中羧基上的羟基被_____或_____取代后的化合物。

6. 酰胺分子中虽有氨基，但其水溶液不显_____，而是近于_____的化合物。这是由于在酰胺分子中氨基和羰基直接相连，羰基有较强的_____能力，受羰基的影响，氮原子上的电子云密度_____，其吸引质子（H^+）的能力_____，因而碱性_____。

7. 尿素是人类和哺乳动物_____代谢的最终产物，存在于尿液中。成年人每日从尿中排泄约_____克尿素。

8. 在磺胺基本结构中，有两个重要基团，即磺酰胺基（$—SO_2NH_2$，其中氮原子定为 N^1）和对氨基（$—NH_2$，其中氮原子定为 N^4,），这两个基团必须处在苯环的_____才具有抑菌作用。研究发现，当 N^1 上的氢原子被其他基团取代后，将会使磺胺的抑菌作用不同程度地_____，而当 N^4 上的氢原子被其他基团取代后，则会_____甚至_____其抑菌作用。

四、判断题

1. 伯胺、仲胺的沸点比相对分子质量相近的烷烃高，是因为它们形成了分子间氢键的缘故。（   ）

2. $CH_3\!-\!\overset{\displaystyle CH_3}{\underset{\displaystyle CH_3}{\overset{|}{\underset{|}{C}}}}\!-\!NH_2$ 是叔胺类化合物。（   ）

3. 胺的碱性取决于氮原子上的电子云密度，电子云密度越大，碱性越弱。（   ）

4. 利用低温下与 HNO_2 反应是否放出氮气，可以鉴别脂肪伯胺和芳香伯胺。（   ）

5. 在有机合成上，常利用酰化反应来保护硝基。（   ）

6. 苯胺在常温下为具有特殊气味、易溶于水的无色油状液体。（   ）

7. 酰胺分子中由于存在氨基，故其水溶液显碱性，可使石蕊试纸变蓝。（   ）

8. 酰胺在碱性条件下水解的产物是羧酸和氨。（   ）

9. 凡分子中含有肽键结构的化合物均能发生缩二脲反应。（   ）

10. 磺胺类药物的基本结构为 H_2N-⟨苯环⟩$-SO_2-NH_2$。（　　）

五、选择题

1. 下列哪种有机物是伯胺

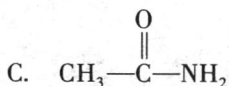

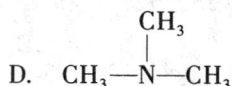

    A. $CH_3CH_2NH_2$　　　　　　　　B. CH_3NHCH_3

    C. $CH_3-\overset{\overset{O}{\|}}{C}-NH_2$　　　　　　　　D. $CH_3-\overset{\overset{CH_3}{|}}{N}-CH_3$

2. 下列哪种有机物是酰胺

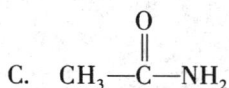

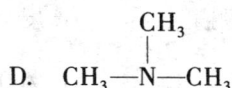

    A. $CH_3CH_2NH_2$　　　　　　　　B. CH_3NHCH_3

    C. $CH_3-\overset{\overset{O}{\|}}{C}-NH_2$　　　　　　　　D. $CH_3-\overset{\overset{CH_3}{|}}{N}-CH_3$

3. 下列哪种有机物是芳香仲胺

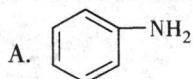

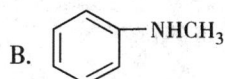

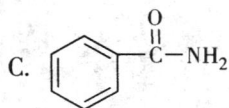

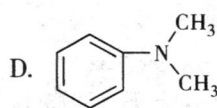

    A. ⟨苯环⟩NH_2　　　　　　　　B. ⟨苯环⟩$NHCH_3$

    C. ⟨苯环⟩$\overset{\overset{O}{\|}}{C}-NH_2$　　　　　　　　D. ⟨苯环⟩$N\overset{CH_3}{\underset{CH_3}{}}$

4. 下列化合物中，碱性最弱的是

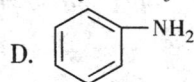

    A. CH_3NH_2　　　　　　　　B. CH_3NHCH_3

    C. NH_3　　　　　　　　D. ⟨苯环⟩NH_2

5. 下列化合物中，沸点最高的是

    A. $CH_3CH_2CH_3$　　　　　　　　B. $CH_3CH_2NH_2$

    C. NH_3　　　　　　　　D. $(CH_3)_3N$

6. 下列化合物中，与亚硝酸反应生成黄色油状物的是

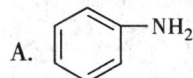

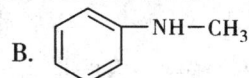

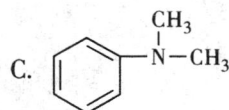

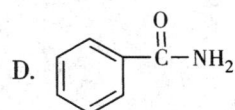

    A. ⟨苯环⟩NH_2　　　　　　　　B. ⟨苯环⟩$NH-CH_3$

    C. ⟨苯环⟩$N\overset{CH_3}{\underset{CH_3}{}}$　　　　　　　　D. ⟨苯环⟩$\overset{\overset{O}{\|}}{C}-NH_2$

7. 下列化合物中，碱性最强的是

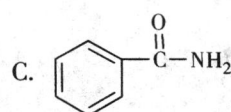

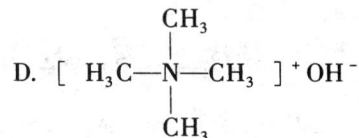

    A. CH_3NH_2　　　　　　　　B. CH_3NHCH_3

    C. ⟨苯环⟩$\overset{\overset{O}{\|}}{C}-NH_2$　　　　　　　　D. $[H_3C-\overset{\overset{CH_3}{|}}{\underset{\underset{CH_3}{|}}{N}}-CH_3]^+OH^-$

8. 低温下，能与 HNO_2 发生重氮化反应的是

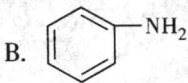

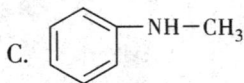

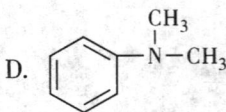

A. CH_2NH_2

B. NH_2

C. $NH-CH_3$

D. $N(CH_3)CH_3$

9. 下列哪种化合物可利用酰化反应生成酰胺

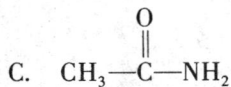

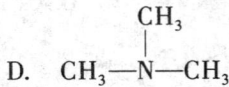

A. CH_3CH_2OH

B. CH_3NH_2

C. $CH_3-\overset{O}{\overset{\|}{C}}-NH_2$

D. $CH_3-\overset{CH_3}{\overset{\|}{N}}-CH_3$

10. $HO-$ $-NH_2$ 可通过（　　）反应来降低毒性

A. 氧化

B. 水解

C. 酰化

D. 磺化

11. 能进行尿素的定量测定的试剂是

A. $CuSO_4$

B. HNO_2

C. $H_2C_2O_4$

D. HNO_3

12. 新洁尔灭 $\left[\text{} -CH_2-\overset{CH_3}{\underset{CH_3}{\overset{\|}{N}}}-C_{12}H_{25} \right] Br$ 属于

A. 叔胺

B. 芳香醇

C. 季铵碱

D. 季铵盐

13. 乙酰甲胺的结构式，正确的是

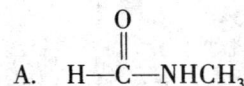

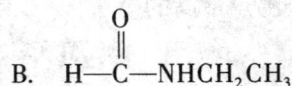

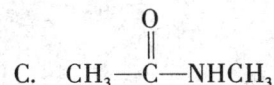

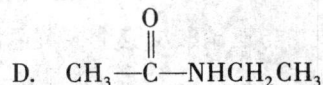

A. $H-\overset{O}{\overset{\|}{C}}-NHCH_3$

B. $H-\overset{O}{\overset{\|}{C}}-NHCH_2CH_3$

C. $CH_3-\overset{O}{\overset{\|}{C}}-NHCH_3$

D. $CH_3-\overset{O}{\overset{\|}{C}}-NHCH_2CH_3$

14. 下列有机物在水中溶解度最大的是

A. CH_3CH_3

B. CH_2-CH_2

C. $CH_3CH_2NH_2$

D. CH_3CHO

15. 下列化合物中能形成分子间氢键的是

A. $CH_3CH_2CH_3$

B. CH_3OCH_3

C. CH_3CONH_2

D. $CH_3CH_2NH_2$

六、完成下列反应方程式，并写出主要产物的名称

1. $CH_3NH_2 + HNO_3 \longrightarrow$

2. 苯-NH₂ + CH₃-C(=O)-O-C(=O)-CH₃ ⟶

$$\text{C}_6\text{H}_5\text{—NH}_2 + \text{CH}_3\text{—}\underset{\text{O}}{\overset{\text{O}}{\text{C}}}\text{—O—}\underset{\text{O}}{\overset{\text{O}}{\text{C}}}\text{—CH}_3 \longrightarrow$$

3. $$\text{C}_6\text{H}_5\text{—NH}_2 + \text{Br}_2 \longrightarrow$$

4. $\text{CH}_3\text{NH}_2 + \text{HNO}_2 \longrightarrow$

5. $(\text{CH}_3)_2\text{NH} + \text{HNO}_2 \longrightarrow$

6. $$\text{C}_6\text{H}_5\text{—N(CH}_3)_2 + \text{HNO}_2 \longrightarrow$$

7. $$\text{H}_2\text{N—}\underset{\text{O}}{\overset{\text{O}}{\text{C}}}\text{—NH}_2 + \text{H}_2\text{O} \xrightarrow{\text{HCl}}$$

8. $$\text{H}_2\text{N—}\underset{\text{O}}{\overset{\text{O}}{\text{C}}}\text{—NH}_2 \xrightarrow{150\sim160°}$$

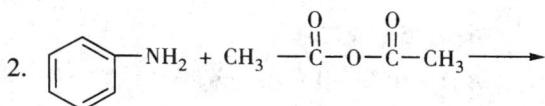

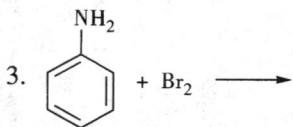

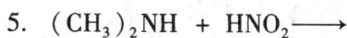

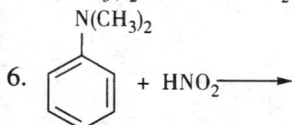

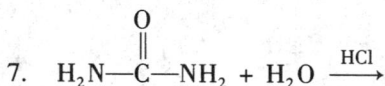

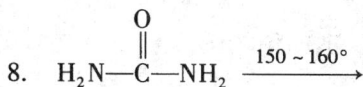

七、用化学方法鉴别下列各组化合物

1. 乙胺（A）和苯胺（B）

2. 尿素（A）和乙酰胺（B）

3. 苯胺（A）、N－甲基苯胺（B）和 N，N－甲基本胺（C）

八、问答题

1. 为什么胺类的沸点比相对分子质量相近的烷烃高，而比相对分子质量相近的醇低？

2. 伯、仲、叔胺与伯、仲、叔醇的分类依据有什么不同？

3. 化合物 A（C_7H_9N），与 HNO_2 反应生成黄色油状物 B，向 A 中加入溴水，很快生成沉淀，试写出 A、B 的结构式和有关反应方程式。

参 考 答 案

一、用系统命名法命名下列化合物，属于胺的指出它是属于伯胺、仲胺还是叔胺

1. 戊胺（伯胺）　　　　　　　2. 乙异丙胺（叔胺）

3. 2－苯基丙胺（伯胺）　　　　4. 三乙胺（叔胺）

5. 乙酰乙胺

6. 1，5 - 戊二胺

7. 苯甲胺（伯胺）

8. 2 - 甲基 - 4 - 乙基苯胺（伯胺）

9. 氢氧化三甲铵

10. 溴化十二烷基二甲苄铵

二、根据下列结构的名称写出结构式

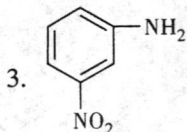

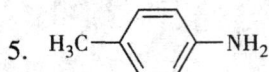

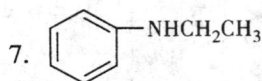

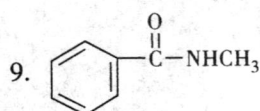

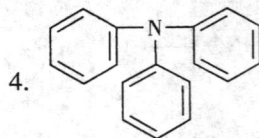

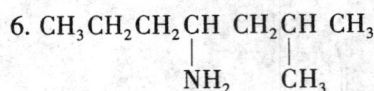

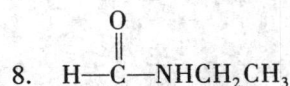

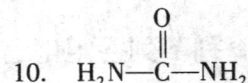

1. $(CH_3)_2CHNH_2$

2. $(CH_3)_3C-NH_2$

3.

4.

5. $H_3C-$$-NH_2$

6. $CH_3CH_2CH_2CH\ CH_2CH_3$ 带 NH_2 和 CH_3

7. $-NHCH_2CH_3$

8. $H-\overset{O}{\underset{}{C}}-NHCH_2CH_3$

9. $\overset{O}{\underset{}{C}}-NHCH_3$

10. $H_2N-\overset{O}{\underset{}{C}}-NH_2$

三、填空题

1. 烃基　　氨基　　亚氨基　　次氨基

2. sp^3　　sp^3　　σ　　孤对电子　　三角锥形　　sp^3

3. 烃基　　OH^-

4. 氮氢键　　高

5. 酰基　　氨基　　烃胺基

6. 碱性　　中性　　吸电子　　降低　　减弱　　减弱

7. 蛋白质　　30

8. 对位　　增强　　降低　　丧失

四、判断题

1. √　　2. ×　　3. ×　　4. √　　5. ×　　6. ×　　7. ×　　8. ×　　9. ×　　10. √

五、选择题

1. A　　2. C　　3. B　　4. D　　5. B

6. B　　7. D　　8. B　　9. B　　10. C

11. D　　12. B　　13. C　　14. C　　15. D

六、完成下列反应方程式，并写出主要产物的名称

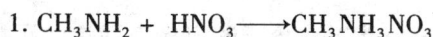

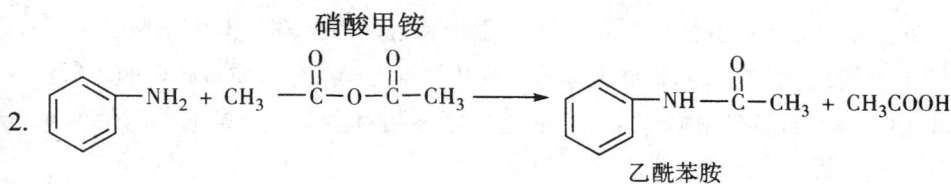

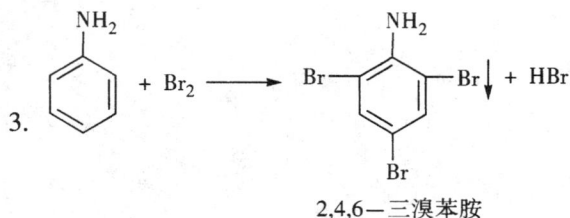

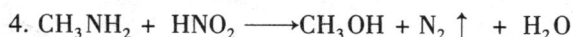

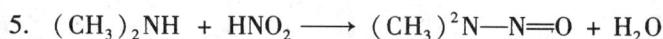

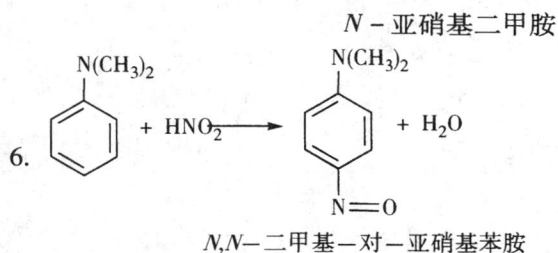

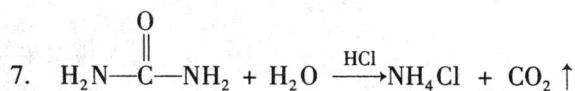

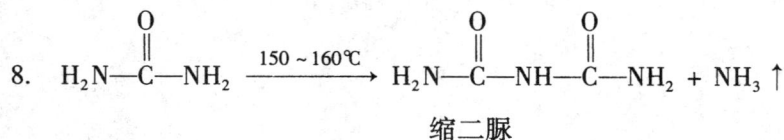

1. $CH_3NH_2 + HNO_3 \longrightarrow CH_3NH_3NO_3$

硝酸甲铵

2.

乙酰苯胺

3.

2,4,6－三溴苯胺

4. $CH_3NH_2 + HNO_2 \longrightarrow CH_3OH + N_2\uparrow + H_2O$

5. $(CH_3)_2NH + HNO_2 \longrightarrow (CH_3)_2N-N=O + H_2O$

N－亚硝基二甲胺

6.

N,N－二甲基－对－亚硝基苯胺

7. $H_2N-\overset{O}{\underset{}{C}}-NH_2 + H_2O \xrightarrow{HCl} NH_4Cl + CO_2\uparrow$

8. $H_2N-\overset{O}{\underset{}{C}}-NH_2 \xrightarrow{150\sim160℃} H_2N-\overset{O}{\underset{}{C}}-NH-\overset{O}{\underset{}{C}}-NH_2 + NH_3\uparrow$

缩二脲

七、用化学方法鉴别下列各组化合物

1. 取二支洁净的试管分别加入（A）和（B），向二支试管中分别加溴水，能产生白色沉淀的为（B），无白色沉淀的为（A）。

2. 取二支洁净的试管分别加入（A）和（B），向二支试管中分别加 $H_2C_2O_4$，能产生沉淀的为（A），无沉淀的为（B）。

3. 取三支洁净的试管分别加入（A）、（B）和（C），室温下向三支试管中分别加入 $NaNO_2$ 和 HCl，有气泡放出的为（A），生成黄色油状物的为（B），再加入少量碱液变为翠绿色的为（C）。

八、问答题

1. 因为胺类（伯胺、仲胺）具有极性氮氢键，能形成分子间氢键，而烷烃不能形成分子间氢键，因此，其沸点比相对分子质量相近的烷烃高，但由于胺类分子中氮的电负性小于氧，形成分子间氢键比醇弱，故其沸点比相对分子质量相近的醇低。

2. 伯、仲、叔胺是根据与氮原子相连的烃基数目多少来分类的，而伯、仲、叔醇是根据与羟基所连碳原子类型不同来分类的。

3.

A 的结构式为：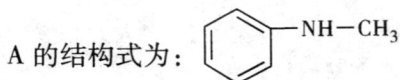

B 的结构式为：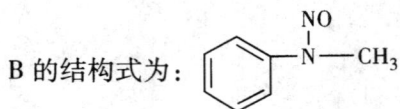

反应式为：

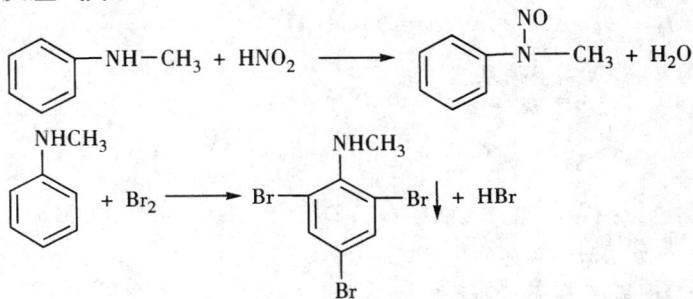

（杨端华）

第十章

糖　类

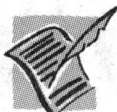

学 习 目 标

1. 掌握糖的定义、分类；单糖的链状结构 Fischer 投影式表示法与构型；葡萄糖的环状结构与构型；单糖的化学性质；重要双糖的组成、结构与还原性的关系；重要多糖淀粉和纤维素的结构特征和两者的区别（苷键类型）；淀粉的主要性质。

2. 熟悉双糖的类型和苷键类型。

3. 了解重要的单糖，双糖和多糖及其医学意义。

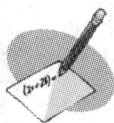

重点、难点解析

一、概述

（1）组成　早年发现的糖类化合物符合通式 C_m（H_2O）$_n$，所以人们把糖类又称为碳水化合物。但后来发现有些糖的分子组成不符合该通式，也有些化合物的分子组成符合上面的通式，但不属于糖类，所以碳水化合物不能确切地代表糖类，但因沿用已久，至今仍在使用。

（2）结构　糖类化合物是多羟基醛或多羟基酮以及他们失水结合而成的缩聚物。

（3）分类　根据能否水解及水解情况分成三类：单糖、低聚糖和多糖。

糖类 {
单糖——不能水解成更小分子的多羟基醛或酮。如：葡萄糖、果糖。
低聚糖——能水解产生 2～10 分子单糖的多羟基醛或酮。二糖：麦芽糖、蔗糖、乳糖。
多糖——能水解成较多分子单糖的碳水化合物。
}

二、单糖

单糖从化学结构上看是多羟基醛或多羟基酮，分为醛糖和酮糖。葡萄糖是己醛糖，果糖是己酮糖。

1. 单糖的组成及结构

（1）葡萄糖的组成及结构

①葡萄糖的开链结构和构型　葡萄糖的分子式为 $C_6H_{12}O_6$，其费歇尔投影式为：

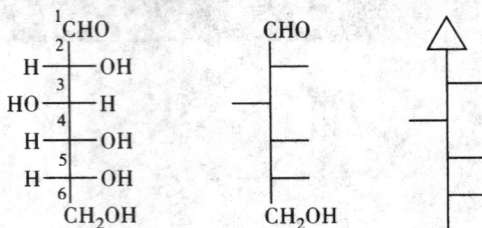

D－（＋）－葡萄糖

②葡萄糖的环状结构和哈沃斯式

在葡萄糖溶液中存在两种环状结构与链状结构之间的互变，所以会产生变旋光现象，当达到动态平衡时，比旋光度不再改变。

注意：凡是分子中具有半缩醛或半缩酮结构的糖都会产生变旋现象。

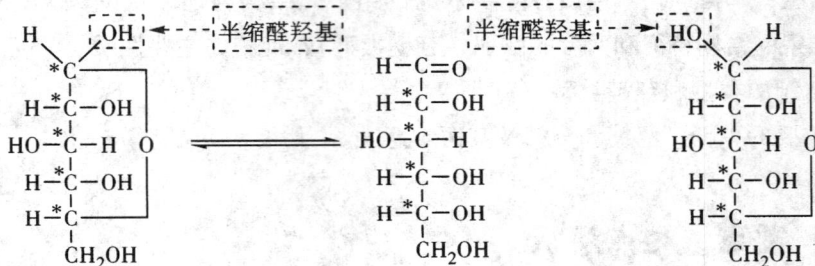

α－D－葡萄糖(氧环式)	D－葡萄糖(开链式)	β－D－葡萄糖(氧环式)
约占 36.4%（＋112°）	极少量	约占 63.6%（＋18.7°）

注意：半缩醛羟基在右侧的是 α 型，半缩醛羟基在左侧的是 β 型。

由于环状结构中 C—O—C 键过长，与实际情况不符，为了合理的表达葡萄糖的环状结构，一般使用其哈沃斯透视式表示。

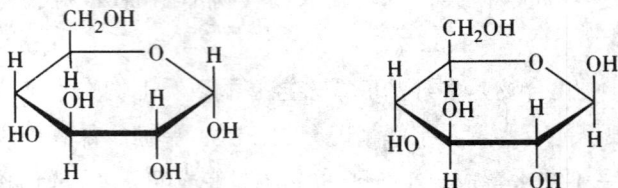

α－D－（＋）－吡喃葡萄糖　　　　β－D－（＋）－吡喃葡萄糖

注意：半缩醛羟基在环平面上方的是 α 型，反之为 β 型。

（2）果糖的组成及结构　果糖的分子式为 $C_6H_{12}O_6$，是葡萄糖的同分异构体。果糖也存在变旋光现象。

α-D-(-)-吡喃果糖　　　　　　　　　　　　　　　β-D-(-)-吡喃果糖

D-(-)-果糖

α-D-(-)-呋喃果糖　　　　　　　　　　　　　　　β-D-(-)-呋喃果糖

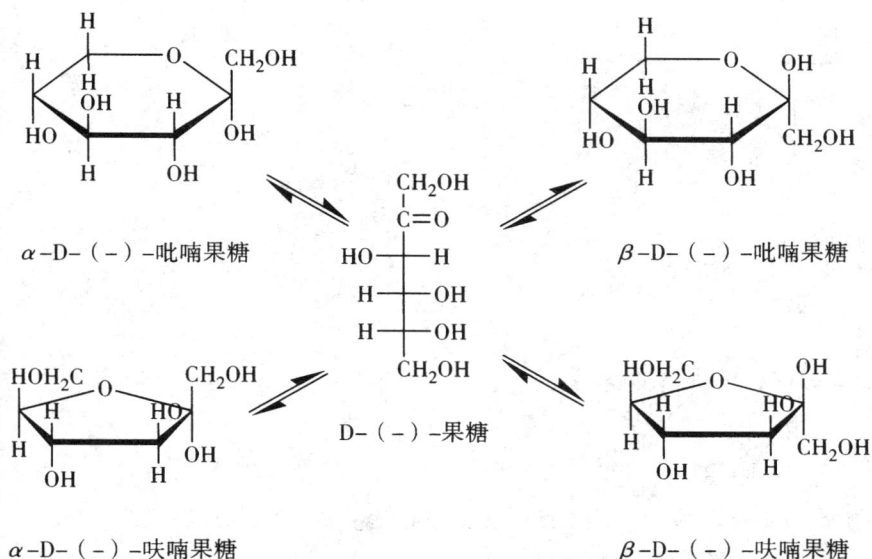

2. 单糖的化学性质

（1）碱的影响与差向异构体　如 D－葡萄糖用稀碱处理，经过烯二醇中间体可转化成 D－甘露糖和 D－果糖，形成三种糖的混合物，此现象称为差向异构化。

（2）氧化反应　由于糖在碱性条件下能发生差向异构化，多伦试剂、斐林试剂和班氏试剂是碱性氧化剂，而溴水是酸性弱氧化剂，所以，酮糖能与多伦试剂和斐林试剂反应，不能与溴水反应，而由于硝酸是强氧化剂，所以既能氧化醛糖又能氧化酮糖。

还原性糖：能被托伦试剂、斐林试剂和班氏试剂氧化的糖。注意凡是含有半缩醛羟基的都具有还原性，所以可以通过寻找半缩醛羟基判断有无还原性。所有的单糖都是还原性糖。

班氏试剂与单糖反应产生砖红色 Cu_2O 沉淀，在临床检验中用来检验尿糖。

多伦试剂、斐林试剂和班氏试剂可用来鉴别还原性糖和非还原性糖。

溴水可用来鉴别醛糖和酮糖。

（3）还原反应　反应发生于羰基上，羰基催化加氢被还原成羟基。与醛、酮的还原反应类似。

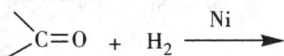

$$\diagdown C{=}O \ + \ H_2 \xrightarrow{Ni}$$

（4）成脎反应　单糖均可发生成脎反应，总的形式是 C－1 和 C－2 变成"双苯脎"结构，其余部分不变。因此，D－葡萄糖、D－甘露糖、D－果糖生成同样的脎。

不同的脎晶体形状不同，借助显微镜可以区分，因此成脎反应可以用于糖的鉴别反应。

（5）成苷反应和天然糖苷

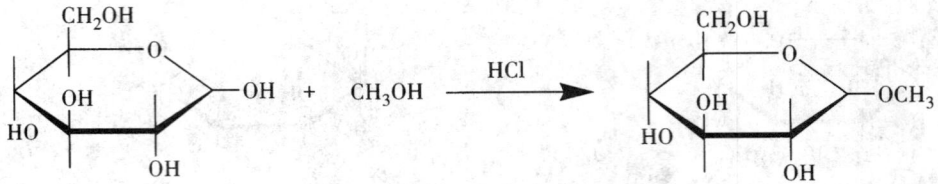

糖苷的构成：

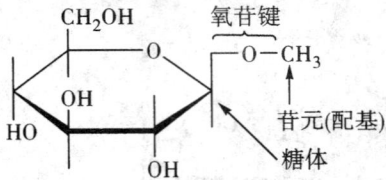

甲基-β-D-葡萄糖苷

苷键在中性或碱性溶液中不能水解，因此苷没有变旋现象和还原性。

苷键在酸性溶液中易水解为原来的糖和配基。

（6）脱水反应（糖类显色反应）

①莫立许反应

任意糖 + 浓硫酸 + α-萘酚 ——→ 紫色环（层与层之间的界面）

常用于鉴别糖类和其他有机化合物。

②西里瓦诺夫反应

酮糖 + 盐酸 + 间苯二酚 ——→ 红色

注意：游离酮糖和结合酮糖（如蔗糖）均可发生该反应。常用于酮糖的鉴别。

（7）成酯反应　糖分子中的醇羟基与酸作用成酯。

3. 血糖

人体血液中的葡萄糖叫血糖，正常人的血糖值为 $4.4 \ mmol \cdot L^{-1} \sim 6.7 \ mmol \cdot L^{-1}$。

三、低聚糖

低聚糖又称寡糖，其中最重要的是二糖。从结构上看，二糖是两个环状单糖分子各拿出一个羟基脱水后所得的产物。脱水情况有两种可能：

一是其中一分子单糖出半缩醛羟基，另一分子单糖出醇羟基。

二是其中一分子单糖出半缩醛羟基，另一分子单糖也出半缩醛羟基。

所以，仍保留有半缩醛羟基的为还原性二糖，没有半缩醛羟基的为非还原性二糖。

（1）蔗糖是一分子葡萄糖和一分子果糖通过 1，2-糖苷键连接而成。

（2）麦芽糖是两分子葡萄糖通过 1，4-糖苷键连接而成。

（3）乳糖是一分子葡萄糖和一分子半乳糖通过 1，4-糖苷键连接而成。

麦芽糖和乳糖是还原性二糖，能与弱氧化剂作用，具有变旋现象；蔗糖是非还原糖，不能与弱氧化剂作用，无变旋现象。

四、多糖

常见的多糖有淀粉、纤维素、糖原等，如果将他们比喻为分子中的高楼大厦，则葡萄糖可相当于构造多糖的一砖一瓦。

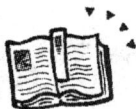

习　题

一、写出下列化合物的结构式

1. D－葡萄糖的开链式　　　　2. α－D－核糖的哈沃斯式
3. β－D－甲基葡萄糖苷的哈沃斯式　　4. D－果糖的开链式

二、填空题

1. 从化学结构看，糖类化合物是_____或_____以及他们失水结合而成的缩聚物。

2. 根据水解情况，糖类可分为_____糖、_____和_____糖。根据官能团，葡萄糖是_____糖，果糖是_____糖。

3. 尿糖是指_____。临床上常用_____试剂来检查尿中所含的葡萄糖。血液中所含的葡萄糖称为_____。

4. 葡萄糖分子中含有羟基，可与磷酸作用生成_____，是生物体内糖_____的中间产物。

5. 用葡萄糖还原斐林试剂将生成_____沉淀。

6. 凡是分子结构中具有_____的糖，是还原性糖。

7. 麦芽糖是由_____通过_____连接而成，属于_____二糖。

8. 蔗糖是由一分子_____糖和一分子_____糖通过_____连接而成，属于_____二糖。蔗糖与塞利凡诺夫试剂反应，显_____色。

9. 多糖是由很多_____分子通过_____键连接而成的高分子化合物。多糖在性质上和单糖不同，一般没有_____性，_____甜味，_____溶于水。其中淀粉的基本结构单位是_____，由_____淀粉和_____淀粉组成，淀粉遇碘呈_____色。

10. 在淀粉溶液中，加入稀硫酸，长时间加热后冷却，制得溶液 A。①此变化的反应式为_____；②此变化属于_____反应；③在上述反应中，稀硫酸起_____作用；④为证明淀粉水解完全，较好的实验方法是向溶液中加入_____，_____（现象）出现，则说明淀粉已水解完全；⑤将溶液 A 用 NaOH 溶液中和后，加入斐林试剂加热煮沸，则看到有_____产生。

三、判断题

1. 斐林试剂可用来鉴别葡萄糖与果糖溶液。（　　）

2. 在蔗糖溶液中加入几滴浓硫酸，加热后加碱中和，然后加入斐林试剂有砖红色沉淀生成，因此蔗糖也具有还原性。（　　）

3. 淀粉和纤维素的通式都是（$C_6H_{10}O_5$）$_n$，所以它们互为同分异构体。（　　）

4. 葡萄糖属于己醛糖。（　　）

5. 糖类能和莫立许试剂反应，产生紫色物质，此反应常用于鉴别糖类。（　　）

6. 人体血液中的葡萄糖称为血糖。（　　）

7. 单糖均属于还原性糖。（　　）

8. D–葡萄糖为右旋糖，故 L–葡萄糖一定是左旋的。（　　）

9. 淀粉和纤维素都是很多葡萄糖分子连接而成的大分子，所以人食用之后都能被消化吸收。（　　）

10. 人体内的糖原是由食物消化所得的 D–葡萄糖转变形成，主要存在于肝脏内。（　　）

四、单项选择题

1. 糖类化合物是指
   A. 有甜味的物质
   B. 多羟基醛多羟基酮
   C. 碳水化合物
   D. 多羟基醛多羟基酮及脱水缩合产物

2. 葡萄糖属于
   A. 戊醛糖
   B. 戊酮糖
   C. 己醛糖
   D. 己酮糖

3. 自然界中存在，人体所需要糖的构型是
   A. D–构型
   B. L–构型
   C. R–构型
   D. S–构型

4. 下列能与塞利凡诺夫试剂反应的是
   A. 葡萄糖
   B. 乳糖
   C. 麦芽糖
   D. 蔗糖

5. 下列物质不能与莫立许试剂反应的是
   A. 己醛
   B. 麦芽糖
   C. 蔗糖
   D. 淀粉

6. 临床上常用检验尿中葡萄糖的试剂是
   A. 托伦试剂
   B. 斐林试剂
   C. 班氏试剂
   D. 希夫试剂

7. 与 A 互为对映体的是

A. 　　　　B. 　　　　C. 　　　　D.

(结构式: CHO ... CH$_2$OH)

8. 血糖通常是指血液中的

    A. 葡萄糖 　　　　　　　　B. 果糖

    C. 麦芽糖 　　　　　　　　D. 糖原

9. 麦芽糖和乳糖是属于

    A. 单糖 　　　　　　　　　B. 还原性二糖

    C. 非还原性二糖 　　　　　D. 多糖

10. 鉴别醛糖与酮糖最常用的试剂是

    A. 托伦试剂 　　　　　　　B. 斐林试剂

    C. 塞利凡诺夫试剂 　　　　D. 莫利许试剂

11. 下列糖能与班氏试剂反应生成砖红色的是

    A. 麦芽糖 　　　　　　　　B. 蔗糖

    C. 纤维素 　　　　　　　　D. 淀粉

12. 下列为非还原性糖的是

    A. 葡萄糖 　　　　　　　　B. 果糖

    C. 麦芽糖 　　　　　　　　D. 蔗糖

13. 果糖的半缩酮羟基是

    A. C_1 – OH 　　B. C_2 – OH 　　C. C_3 – OH 　　D. C_4 – OH

14. 下列不属于同分异构体的是

    A. 葡萄糖和果糖 　　　　　B. 麦芽糖和蔗糖

    C. 乳糖和蔗糖 　　　　　　D. 核糖和脱氧核糖

15. 蔗糖没有还原性的原因是

    A. 组成蔗糖的两个单糖不同

    B. 分子中没有半缩醛羟基

    C. 葡萄糖是六元环而果糖是五元环

    D. 分子中有半缩醛羟基

16. 糖原属于

    A. 单糖 　　B. 二糖 　　C. 低聚糖 　　D. 多糖

17. 直链淀粉一般由许多个 D – 葡萄糖以以下哪种键连接而成

    A. α – 1，2 – 苷键 　　　　B. β – 1，2 – 苷键

    C. α – 1，4 – 苷键 　　　　D. β – 1，4 – 苷键

18. 下列糖遇碘液呈蓝紫色的是

A. 葡萄糖　　B. 蔗糖　　C. 淀粉　　D. 纤维素

19. 下列既有还原性又能水解的糖是

A. 果糖　　B. 麦芽糖　　C. 淀粉　　D. 纤维素

20. 淀粉水解的最终产物是

A. 葡萄糖　　B. 麦芽糖　　C. 乳糖　　D. 蔗糖

21. 下列属于多糖的是

A. 麦芽糖　　B. 蔗糖　　C. 核糖　　D. 纤维素

22. 下列哪组能生成相同的糖脎

A.

B.

C.

D.

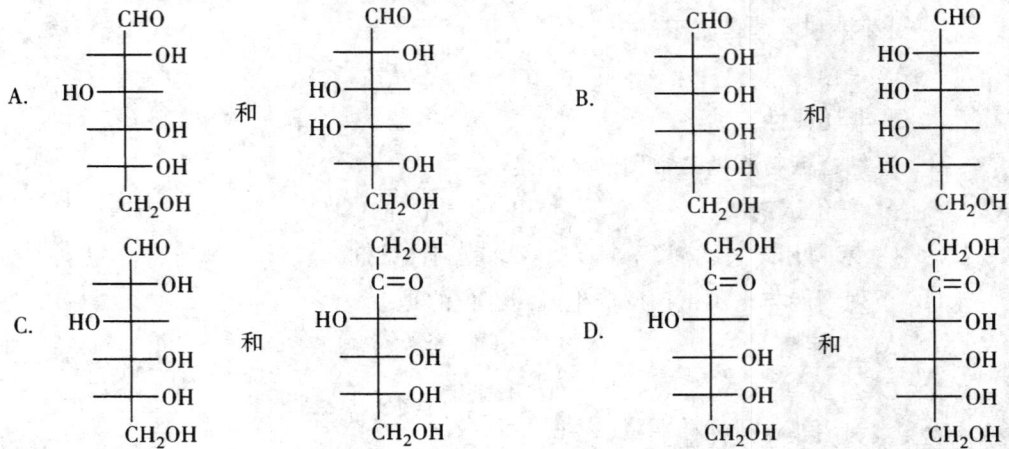

五、完成反应式

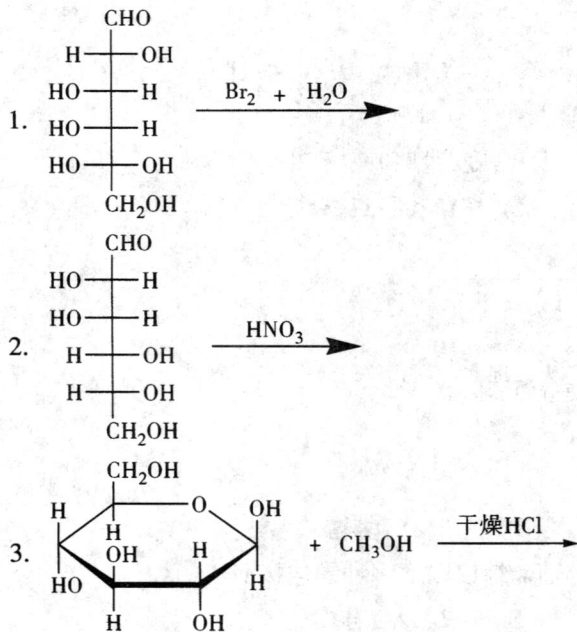

1. $\xrightarrow{Br_2 + H_2O}$

2. $\xrightarrow{HNO_3}$

3. $+ CH_3OH \xrightarrow{\text{干燥 HCl}}$

六、用化学方法鉴别下列各组化合物

1. 果糖、麦芽糖、蔗糖

2. 葡萄糖、果糖、淀粉

3. 己醛、葡萄糖、蔗糖

4. α – D – 吡喃葡萄糖、α – D – 甲基吡喃葡萄糖苷

七、问答题

一单糖衍生物（A）分子式为 $C_9H_{18}O_6$，无还原性，水解后生成（B）和（C）两种产物。（B）的分子式为 $C_6H_{12}O_6$，可被溴水氧化成 D – 甘露糖酸。（C）的分子式为 C_3H_8O，能发生碘仿反应。请写出（A）的结构式及其有关反应式。

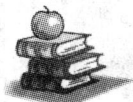

参 考 答 案

一、写出下列化合物的结构式

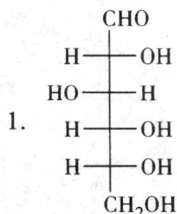

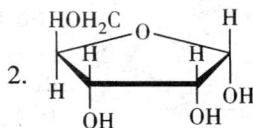

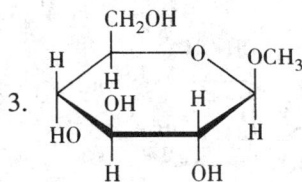

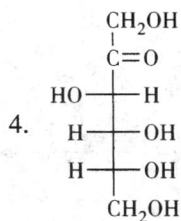

1.
```
       CHO
   H ——— OH
  HO ——— H
   H ——— OH
   H ——— OH
      CH2OH
```

2.
（吡喃环结构式）

3.
（吡喃环结构式）

4.
```
      CH2OH
       C=O
  HO ——— H
   H ——— OH
   H ——— OH
      CH2OH
```

二、填空题

1. 多羟基醛　　多羟基酮

2. 单糖　　低聚糖　　多糖　　醛糖　　酮糖

3. 尿液中的葡萄糖　　班氏　　血糖

4. 磷酸酯　　代谢

5. 砖红色

6. 半缩醛羟基

7. 两分子 α – D – 葡萄糖　　α – 1，4 – 糖苷键　　还原性

8. 一分子 α – D – 葡萄糖　　β – D – 果糖　　1，2 – 糖苷键　　非还原性　　红色

9. 单糖　糖苷　还原　没有　难　$\alpha-D-$葡萄糖　直链　支链　深蓝色

10. 水解　催化　碘液　没有蓝色　砖红色沉淀

三、判断题

1. ×　　2. ×　　3. ×　　4. √　　5. √　　6. √　　7. √　　8. √　　9. ×

10. √

四、单项选择题

1. D　2. C　3. A　4. D　5. A　6. C　7. C　8. A　9. B　10. C　11. A　12. D

13. B　14. D　15. B　16. D　17. C　18. C　19. B　20. A　21. D　22. C

五、完成反应式

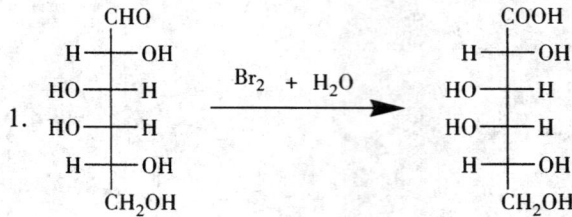

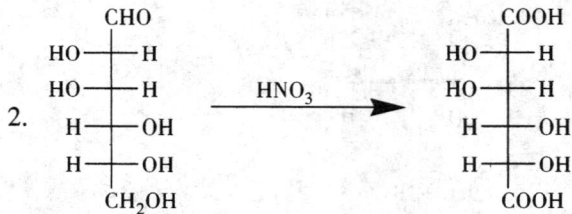

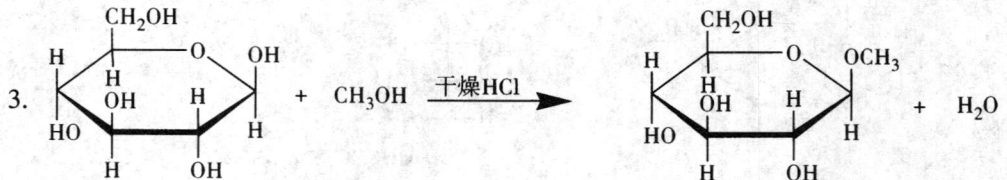

1.
$$
\begin{array}{c}
\text{CHO} \\
\text{H}-\text{OH} \\
\text{HO}-\text{H} \\
\text{HO}-\text{H} \\
\text{H}-\text{OH} \\
\text{CH}_2\text{OH}
\end{array}
\xrightarrow{\ \text{Br}_2\ +\ \text{H}_2\text{O}\ }
\begin{array}{c}
\text{COOH} \\
\text{H}-\text{OH} \\
\text{HO}-\text{H} \\
\text{HO}-\text{H} \\
\text{H}-\text{OH} \\
\text{CH}_2\text{OH}
\end{array}
$$

2.
$$
\begin{array}{c}
\text{CHO} \\
\text{HO}-\text{H} \\
\text{HO}-\text{H} \\
\text{H}-\text{OH} \\
\text{H}-\text{OH} \\
\text{CH}_2\text{OH}
\end{array}
\xrightarrow{\ \text{HNO}_3\ }
\begin{array}{c}
\text{COOH} \\
\text{HO}-\text{H} \\
\text{HO}-\text{H} \\
\text{H}-\text{OH} \\
\text{H}-\text{OH} \\
\text{COOH}
\end{array}
$$

3. [吡喃葡萄糖的Haworth结构] $+ \text{CH}_3\text{OH} \xrightarrow{\ \text{干燥HCl}\ }$ [甲基葡萄糖苷的Haworth结构] $+\ \text{H}_2\text{O}$

六、用化学方法鉴别下列各组化合物

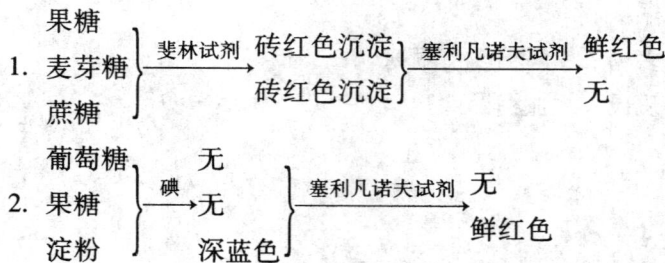

1.
$$
\left.\begin{array}{l}
\text{果糖} \\
\text{麦芽糖} \\
\text{蔗糖}
\end{array}\right\}
\xrightarrow{\text{斐林试剂}}
\begin{array}{l}
\text{砖红色沉淀} \\
\text{砖红色沉淀}
\end{array}
\left.\right\}
\xrightarrow{\text{塞利凡诺夫试剂}}
\begin{array}{l}
\text{鲜红色} \\
\text{无}
\end{array}
$$

2.
$$
\left.\begin{array}{l}
\text{葡萄糖} \\
\text{果糖} \\
\text{淀粉}
\end{array}\right\}
\xrightarrow{\text{碘}}
\begin{array}{l}
\text{无} \\
\text{无} \\
\text{深蓝色}
\end{array}
\left.\right\}
\xrightarrow{\text{塞利凡诺夫试剂}}
\begin{array}{l}
\text{无} \\
\text{鲜红色}
\end{array}
$$

3. 己醛 —银氨溶液→ 银镜 —莫利许试剂→ 无
   葡萄糖 银镜 显色反应
   蔗糖 无

4. α-D-吡喃葡萄糖 —托伦试剂→ 银镜
   α-D-甲基吡喃葡萄糖苷 无

七、问答题

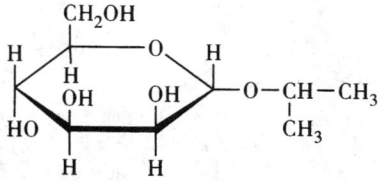

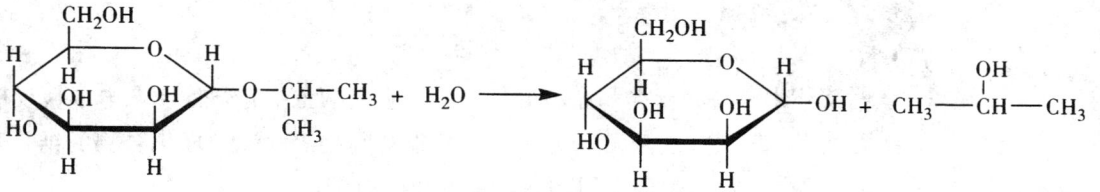

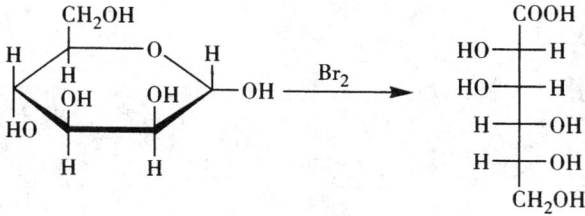

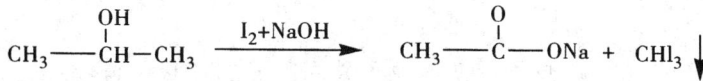

（刘俊宁）

第十一章

杂环化合物和生物碱

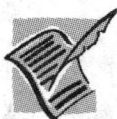

学习目标

1. 掌握杂环化合物的分类和命名原则，以及它们的主要化学性质亲电取代反应。

2. 熟悉吡咯、呋喃、噻吩等五元杂环化合物和吡啶等六元杂环化合物的结构特点，以及它们的重要衍生物的生理作用和在医药方面的应用。

3. 了解几种重要的生物碱的药用价值。

重点、难点解析

一、基本概念

1. 杂环化合物

杂环化合物是指分子中含有碳原子和其他原子共同组成的环状化合物。碳原子以外的其他原子称为杂原子，常见的杂原子有 N、O 和 S。

杂环化合物是有机化合物的一大类，约占全部已知有机物的1/3，普遍存在于生物界中，与生物的生长、发育、繁殖以及遗传、变异等密切相关。因此，它对生命科学有着重要的意义。

本章讨论的杂环化合物系指环比较稳定、性质上具有一定芳香性的芳杂环化合物。

2. 生物碱

生物碱是存在于生物体内（主要是植物体内）的具有碱性和明显生理活性的结构复杂的含氮有机化合物。

生物碱是中草药的主要有效成分，具有如止痛、平喘、止咳、清热、利尿、抗菌、抗癌等作用。

二、杂环化合物的分类和命名

1. 杂环化合物的分类

杂环化合物按分子内所含环的数目可分为单杂环化合物和稠杂环化合物两大类。

单杂环化合物最主要的是五元和六元杂环两类，其他较为少见。稠杂环根据稠合的情况不同，分为苯稠杂环和杂环稠杂环两类。

2. 杂环化合物的命名

（1）杂环化合物的命名多采用译音法，即按英文名的译音，选用同音汉字，左边加上"口"旁。

（2）杂环化合物的衍生物命名按系统命名法，即以母环作母体命名，将取代基编号。

编号的原则是：当环上仅有一个杂原子时，从杂原子开始，顺着环编号，并使取代基编号较小；当环上有两个相同的杂原子时，应使杂原子编号之和最小；当环上有两个不同的杂原子时，按照 O、S、N 的顺序编号，并使第二个杂原子编号较小。

环上仅有一个杂原子的杂环化合物，也可用希腊字母 α、β、γ……编号，紧邻杂原子的碳原子为 α 位，其次为 β。对于五元杂环，只有 α 和 β 位；对于六元杂环则有 α、β、γ 三种编号。

异喹啉、嘌呤的编号比较特殊。

【例 11 –1】命名下列化合物。

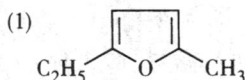

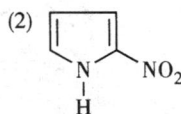

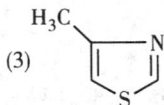

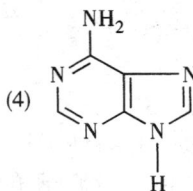

（1）C_2H_5—〇—CH_3　　（2）吡咯—NO_2

（3）H_3C—噻唑　　（4）腺嘌呤—NH_2

【解】（1）2 甲基 –5 –乙基呋喃（α –甲基 –α' –乙基呋喃）

（2）2 – 硝基吡咯（α – 硝基吡咯）

（3）4 – 甲基噻唑（不是 3 – 甲基噻唑）

（4）6 – 氨基嘌呤（腺嘌呤）

三、杂环化合物的结构与芳香性

1. 五元单杂环的结构与芳香性

五元单杂环如呋喃、噻吩、吡咯环上原子共平面，所有成键原子都是 sp^2 杂化，各

105

原子间彼此以 σ 键相连。4 个碳原子上各有 1 个电子在未参与杂化的 p 轨道上，杂原子则有 2 个电子在未参与杂化的 p 轨道上。这些 p 轨道垂直于环平面且互相平行重叠，形成一个闭合的 6 个电子、5 个原子的共轭 π 键体系。这类似于苯环结构，所以它们都具有芳香性。不同的是，在呋喃、噻吩分子中，氧原子和硫原子还有一未共用电子对分别处在 sp^2 杂化轨道与环共平面；而在吡咯分子中，氮原子的一个 sp^2 杂化轨道与氢结合形成 N—Hσ 键。

【例 11-2】试排列出苯、呋喃、噻吩和吡咯的芳香性大小顺序并解释其原因。

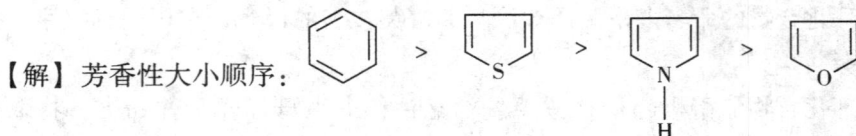

【解】芳香性大小顺序：

这是由于苯环上没有电负性较大的杂原子，环上的 π 电子云密度分布均匀，故苯环芳香性最大。氧原子的电负性最大而使其他位置上电子云的密度变小，因此呋喃环的芳香性最小。硫原子电负性最小，其原子核对共轭 π 电子的吸引力最小，故噻吩的芳香性仅次于苯。氮原子的电负性介于氧与硫原子之间，使吡咯的芳香性介于噻吩和呋喃之间。

2. 六元单杂环的结构与芳香性

六元单杂环如吡啶的结构与苯相似，可以看作是苯分子中的 1 个碳原子被氮原子所取代而成的化合物。吡啶环上的 5 个碳原子和 1 个氮原子共平面，均为 sp^2 杂化，彼此以 σ 键相连。环上的原子各有 1 个电子在垂直于环平面的 p 轨道上，彼此"肩并肩"地互相重叠形成闭合的 6 个电子、6 个原子的共轭 π 键体系，因而也具有芳香性。但由于氮原子的电负性大于碳原子，表现出吸电子的诱导效应，使环中电子云密度降低且呈现不均匀分布，因此，吡啶的芳香性比苯弱。

四、杂环化合物的化学性质

1. 酸碱性

呋喃、噻吩和吡咯碱性都很弱。如吡咯的碱性远低于仲胺，甚至比苯胺还要弱。相反，在吡咯分子中由于氮原子电子云密度的降低，使 N—H 键极性增强而易极化断裂，使氢原子具有明显的酸性。其酸性介于醇与酚之间，比醇强，但比酚弱。

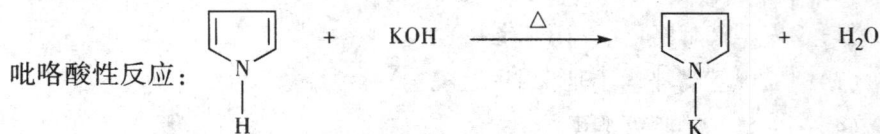

吡咯酸性反应：

吡啶的碱性比脂肪胺及氨弱，但比苯胺强，可与无机酸作用生成盐，是优良的碱性溶剂。

吡啶碱性反应：

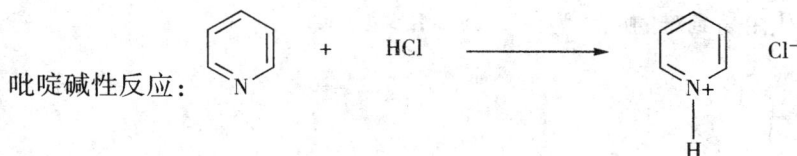

2. 五元杂环化合物的亲电取代反应

呋喃、噻吩和吡咯的芳香性结构使它们容易发生亲电取代反应，而且由于环上电子云密度大，使它们的亲电取代活性较苯大，其活性顺序为：吡咯 > 呋喃 > 噻吩 > 苯。但是这些环的稳定性不及苯，故亲电取代反应往往需在温和的条件下进行，取代反应一般发生在电子云密度相对大的 α 位（杂原子邻位）。

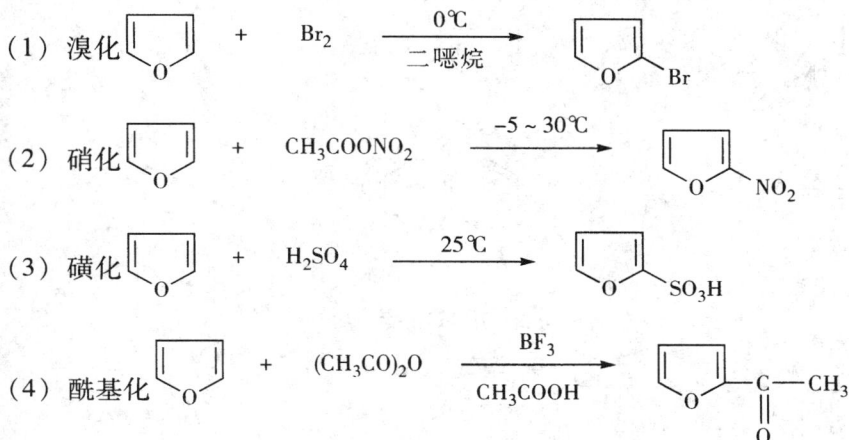

（1）溴化

（2）硝化

（3）磺化

（4）酰基化

3. 六元杂环化合物的亲电取代反应

吡啶由于氮原子的吸电子作用使环上碳原子的电子云密度较苯环低，因此，吡啶类似于硝基苯，虽说可以发生亲电取代反应，但比苯环困难。只有在强烈的反应条件下，亲电取代基才进入电子云密度相对高的 β 位（杂原子的间位），产率一般较低。

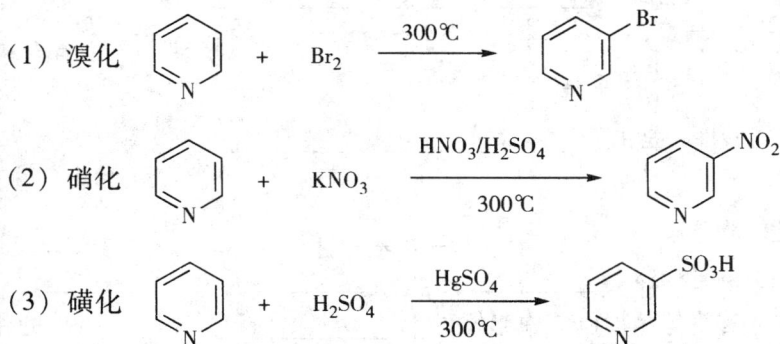

（1）溴化

（2）硝化

（3）磺化

【例 11 – 3】按亲电取代难易顺序排列下列物质。

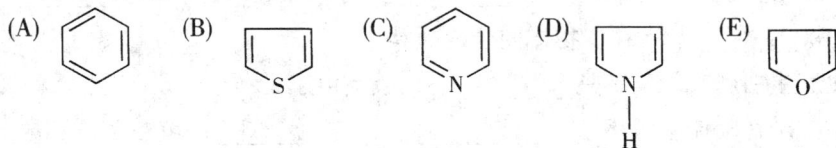

（A）　（B）　（C）　（D）　（E）

107

【解】亲电取代由易到难的顺序为：D > E > B > A > C

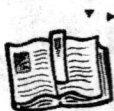

习 题

一、命名或写出结构式

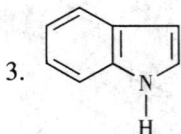

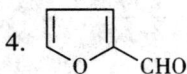

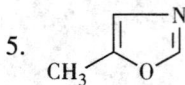

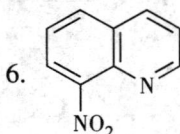

1.

2.

3.

4.

5.

6.

7. 噁唑

8. 3 – 甲基吡啶

9. 喹啉

10. 烟碱

11. β – 吲哚乙酸

二、填空题

1. 杂环化合物中常见的杂原子有_____、_____和_____。

2. 中 N 的杂化方式是_____。

3. 具有弱酸性，是由于_____。

4. 吡啶的碱性较脂肪胺小，是由于_____。

5. 写出甲基吡啶的异构体：_____、_____、_____。

6. 血红蛋白在人和高等动物血液中起输送_____和_____的作用，是由_____和_____结合而成。

7. 叶绿素直接参与植物的_____作用，将太阳能转变为_____能，将_____和_____在植物体内合成糖类。

8. 血红蛋白和叶绿素都是_____的衍生物。

9. 咖啡碱在临床上常用于_____和_____的解救和作利尿剂。

10. 生物碱是_____的有效成分，其分子中大都含有_____。

三、是非题

1. 杂环化合物根据环的数目分为单杂环和稠杂环两大类。（　　）

2. 杂环化合物属于芳香化合物，其亲电取代反应都比苯容易。（　　）

3. 呋喃、噻吩、吡咯的亲电取代反应往往需在温和条件下进行。（　　）

4. 杂环化合物中的单键比普通单键短，双键比普通双键长，是由于它们闭合的共轭体系所致。（　　）

5. 喹啉与异喹啉两者互为位置异构体。（　　）

6. 因为吡啶和吡咯都是含氮芳杂环化合物，故它们的酸碱性基本相同。（　　）

7. 小檗碱属于喹啉类生物碱。（　　）

8. 在实际工作中，常用沉淀剂和颜色反应来检验生物碱。（　　）

9. 麻黄碱不含氮杂环，故不属生物碱。（　　）

10. 嘌呤是由咪唑与嘧啶稠合而成的有机化合物。（　　）

四、选择题

1. 下列化合物中，碱性最强的是

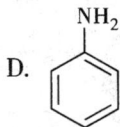

　　A. NH_3

　　B. HN（CH_3）$_2$

　　C.

　　D.

2. 下列化合物中，属于嘧啶环结构的是

　　A.

　　B.

　　C.

　　D.

3. 下列化合物中，不属于芳杂环的是

　　A.

　　B.

　　C.

　　D.

4. 下列化合物中，亲电取代活性最高的是

　　A.

　　B.

C. （苯基CH₂NH₂结构）   D. （吡咯结构 N-H）

5. （咪唑环CH₂CH₂NH₂结构，标注①②③）中有 3 个 N 原子，其碱性大小顺序为

  A. ② > ① > ③   B. ① > ② > ③

  C. ② > ③ > ①   D. ③ > ② > ①

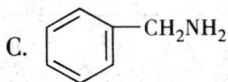

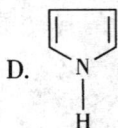

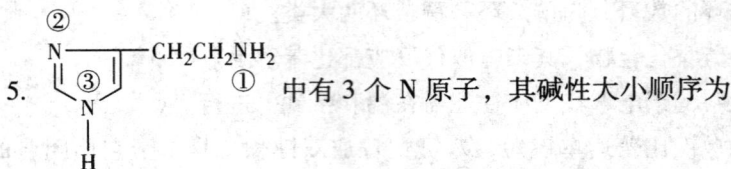

6. 下列化合物中，沸点最高的是

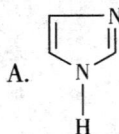

  A. （咪唑结构 N-H）   B. （恶唑结构 N、O）

  C. （异恶唑结构 O、N）   D. （噻唑结构 N、S）

7. 下列化合物中，具有抗血吸虫病作用的是

  A. 呋喃丙胺   B. 呋喃妥因

  C. 呋塞米   D. 糠醛

8. 下列化合物中，临床上用作抗结核病药物的是

  A. 尼可刹米   B. 烟酰胺

  C. 氧氟沙星   D. 异烟肼

9. 烟草中的主要成分有

  A. 咖啡碱   B. 烟碱

  C. 麻黄碱   D. 小檗碱

10. 对中枢神经有麻醉作用的物质是

  A. 莨菪碱   B. 尼古丁

  C. 可待因   D. 麻黄碱

五、问答题

1. 环醚、内酯、内酐、内酰胺等化合物，分子中也含有 O、N 等杂原子，它们为什么不属芳杂环？

2. 设计一条合成路线，从呋喃出发合成 5 - 硝基呋喃 2 - 甲酸。

3. 下列化合物哪个可溶于酸？哪个可溶于碱？

(1) 　　　　　(2)

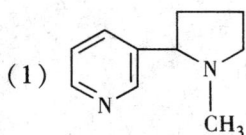

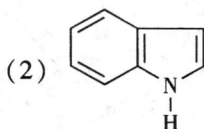

4. 用化学方法鉴别呋喃与四氢呋喃。

六、完成下列反应方程式

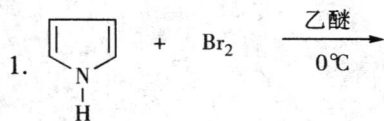

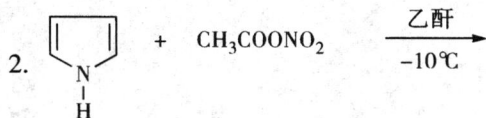

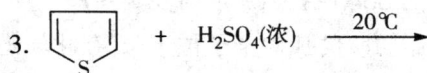

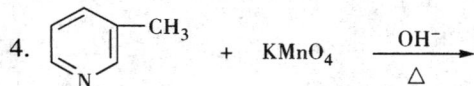

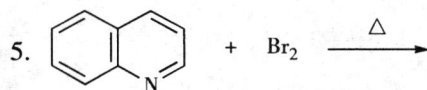

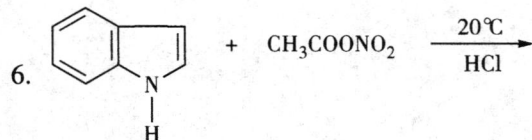

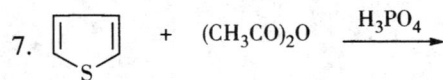

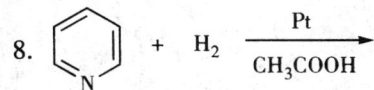

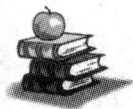

1. ＋ Br_2 $\xrightarrow[0℃]{乙醚}$

2. ＋ CH_3COONO_2 $\xrightarrow[-10℃]{乙酐}$

3. ＋ $H_2SO_4(浓)$ $\xrightarrow{20℃}$

4. ＋ $KMnO_4$ $\xrightarrow[\triangle]{OH^-}$

5. ＋ Br_2 $\xrightarrow{\triangle}$

6. ＋ CH_3COONO_2 $\xrightarrow[HCl]{20℃}$

7. ＋ $(CH_3CO)_2O$ $\xrightarrow{H_3PO_4}$

8. ＋ H_2 $\xrightarrow[CH_3COOH]{Pt}$

参考答案

一、命名或写出结构式

1. 四氢呋喃

2. 嘧啶

3. 吲哚

4. α – 呋喃甲醛

5. 5 – 甲基噻唑

6. 8 – 硝基喹啉

7. 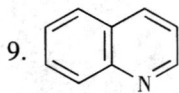（噁唑/异噁唑结构）

8. 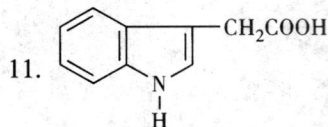（3-甲基吡啶结构）

9. 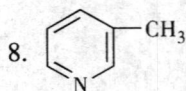（喹啉结构）

10. 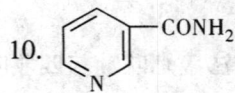（烟酰胺结构）

11. 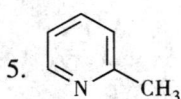（吲哚乙酸结构）

二、填空题

1. N O S

2. sp^2 杂化

3. N—H 键为极性键，电子云偏向 N，使它与强碱性物质反应时能提供质子

4. 吡啶的孤对电子位于 sp^2 杂化轨道上，而脂肪胺的孤对电子位于 sp^3 杂化轨道上，sp^2 杂化轨道对孤对电子的束缚力较大

5. 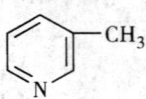（2-甲基吡啶、3-甲基吡啶、4-甲基吡啶结构）

6. O_2 CO_2 血红蛋白   蛋白质

7. 光合   化学 CO_2 H_2O

8. 吡咯

9. 呼吸衰竭   循环衰竭

10. 中草药   氮杂环

三、是非题

1. √   2. ×   3. √   4. √   5. √   6. ×   7. ×   8. √   9. ×

10. √

四、选择题

1. B   2. C   3. C   4. D   5. B   6. A   7. A   8. D   9. B

10. C

五、问答题

1. 这些化合物存在两个突出特点：一是开环容易，二是性质类似于相应的开链化合物。它们的环状结构中没有形成闭合的共轭 π 键体系，因而没有芳香性。

2. 可选取下述合成路线：

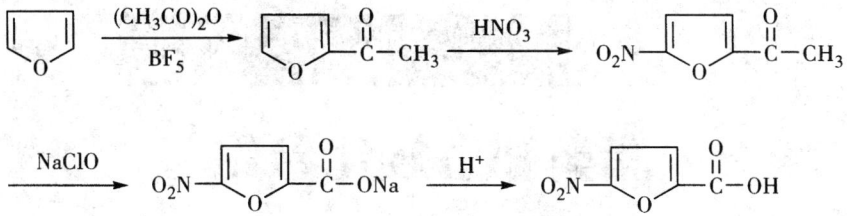

3. （1）可溶于酸　　　（2）可溶于碱

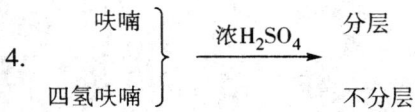

4.
呋喃
四氢呋喃
浓H₂SO₄ → 分层
不分层

六、完成下列反应方程式

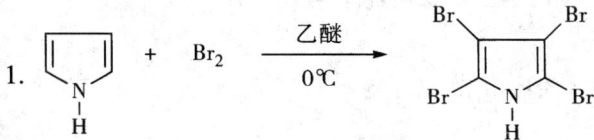

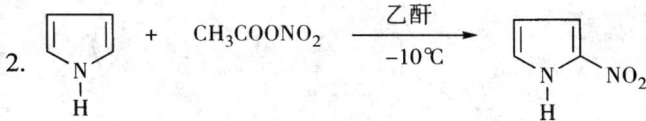

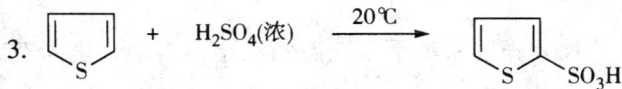

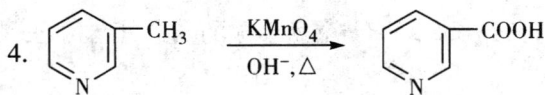

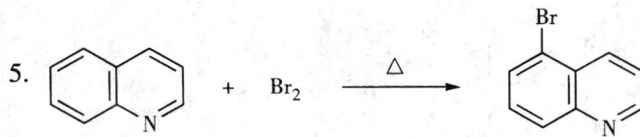

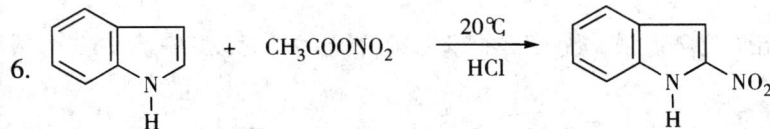

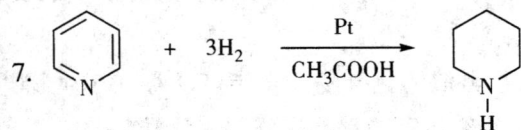

1. 吡咯 + Br₂ ——乙醚/0℃——> 四溴吡咯

2. 吡咯 + CH₃COONO₂ ——乙酐/-10℃——> 2-硝基吡咯

3. 噻吩 + H₂SO₄(浓) ——20℃——> 噻吩-2-磺酸

4. 3-甲基吡啶 ——KMnO₄/OH⁻,Δ——> 烟酸

5. 喹啉 + Br₂ ——Δ——> 5-溴喹啉

6. 吲哚 + CH₃COONO₂ ——20℃/HCl——> 2-硝基吲哚

7. 吡啶 + 3H₂ ——Pt/CH₃COOH——> 哌啶

（曾　明）

脂类和甾族化合物

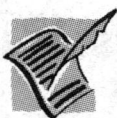

学习目标

1. 掌握脂类的结构、命名、主要化学性质及甾环结构。
2. 熟悉几种重要的高级脂肪酸。
3. 了解磷脂、胆甾醇等重要的类脂、甾族化合物。

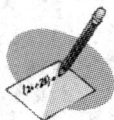

重点、难点解析

一、基本概念

（1）油脂　油和脂肪的总称。通常把在常温下呈液态的油脂称为油，呈固态或半固态的称为脂肪。

油脂的化学结构是由一分子甘油与三分子高级脂肪酸所形成的酯。其结构通式是：

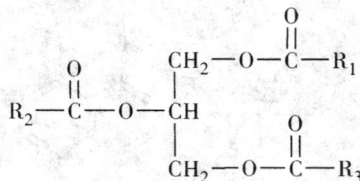

$$\begin{array}{c} \qquad\qquad CH_2-O-\overset{\overset{O}{\|}}{C}-R_1 \\ R_2-\overset{\overset{O}{\|}}{C}-O-CH \\ \qquad\qquad CH_2-O-\overset{\overset{O}{\|}}{C}-R_3 \end{array}$$

分子中的高级脂肪酸含碳原子数一般在 12～20 个之间，尤以 16 个和 18 个碳原子为多。

（2）营养必须脂肪酸　人体内不能合成，而营养上又是不可缺少的必须由食物供给的脂肪酸，如亚油酸、亚麻酸和花生四烯酸。

（3）类脂　在结构或性质方面与油脂类似的化合物。类脂广泛存在于生物体内，是生理上很重要的化合物，也是构成人体组织器官的重要成分，含量恒定。

（4）皂化值　1g 油脂完全皂化所需要的氢氧化钾的毫克数。皂化值与油脂平均相对分子质量成反比。因此，可以从皂化值的大小判断油脂分子量的高低。

（5）碘值 100g 油脂所能吸收的碘的克数。油脂的不饱和程度可用碘值来定量衡量。碘值越大，油脂中所含双键数目越多，不饱和程度也越大。

（6）蜡 由高级脂肪酸与高级一元醇所形成的酯。组成蜡的脂肪酸和醇大多数是含偶数碳原子。蜡广泛存在于动植物中，蜡多为固体，不溶于水，溶于有机溶剂。蜡的化学性质稳定，不能皂化，不易水解，也不能消化吸收。

二、油脂的化学性质

1. 水解和皂化

油脂在酸性条件下的水解为可逆过程，而在碱性条件下的水解为不可逆过程。

（1）水解

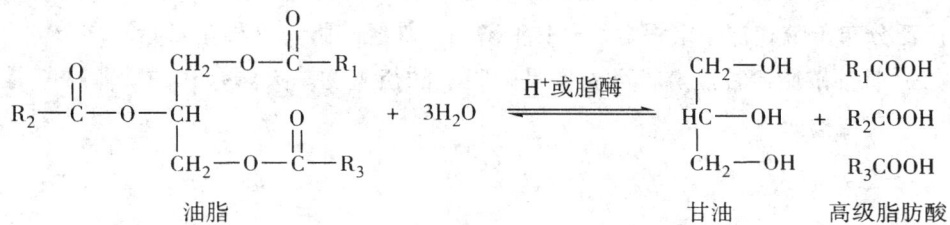

（2）皂化

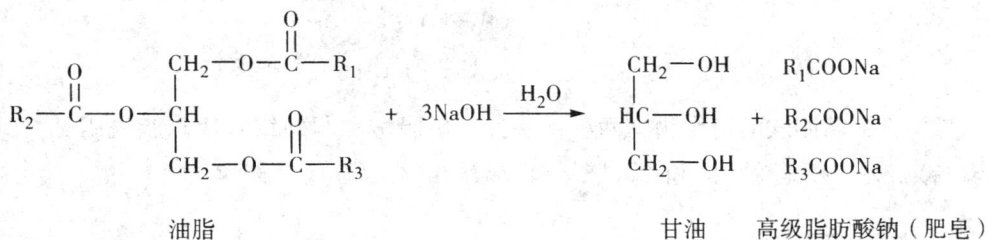

油脂在碱性条件下的水解反应，称为皂化。工业上常利用油脂皂化制肥皂，并可得到副产物甘油。通常由高级脂肪酸钠盐组成的肥皂，称为钠肥皂，即人们常用的肥皂；由高级脂肪酸钾盐组成的肥皂，称为钾肥皂，即医药上常用的软肥皂。

2. 加成

构成油脂的不饱和脂肪酸的碳碳双键可与氢、卤素发生加成反应。

（1）加氢 油脂的不饱和脂肪酸的碳碳双键催化加氢，可提高其饱和度，结果使在室温下为液态的油转变成固态或半固态的脂肪。这一过程称为油脂的氢化，也称为油脂的硬化。

（2）加碘 通常碘不易与碳碳双键直接进行加成，实际中常用氯化碘或溴化碘的冰醋酸溶液与油脂反应。

3. 酸败

油脂在空气中放置过久，会使颜色变深，并产生难闻的气味，这种变化称为油脂的酸败。酸败的原因是油脂中不饱和脂肪酸的双键部分，受到空气中的氧气、水分、光、热及微生物的作用，先氧化成过氧化物，进一步分解或氧化产生有刺激性臭味的低级醛、酮和羧酸。酸败的油脂有刺激性并有毒，不宜食用。为了防止酸败，油脂应在密闭，阴凉、干燥处保存，并适当添加抗氧化剂。

三、重要的类脂

1. 糖脂

糖脂是一类含糖、脂肪酸和鞘氨醇的类脂化合物，是动物细胞膜的重要成分。人的血型（A型、B型、AB型、O型）是由红细胞表面糖脂中糖的结构不同所引起的。

2. 磷脂

磷脂是一类含磷酸基团的类脂化合物。磷脂存在于绝大多数细胞膜中，尤其广泛分布于脑和神经组织中。有甘油磷脂、神经磷脂（又称鞘氨脂）之分。

（1）甘油磷脂　甘油磷脂可看作是磷脂酸的衍生物。天然存在的磷脂酸都是 L - 磷脂酸，其结构如下：

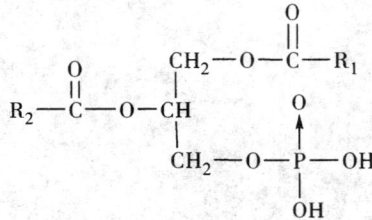

$$
\begin{array}{l}
CH_2-O-\overset{\displaystyle O}{\overset{\|}{C}}-R_1 \\
R_2-\overset{O}{\overset{\|}{C}}-O-CH \\
CH_2-O-\overset{O}{\overset{\uparrow}{P}}-OH \\
\qquad\qquad OH
\end{array}
$$

最常见的磷脂酸的衍生物有两种：一种是磷脂酸和胆碱结合成磷脂酰胆碱（又称卵磷脂）；另一种是磷脂酸和乙醇胺结合成磷脂酰乙醇胺（又称脑磷脂）。

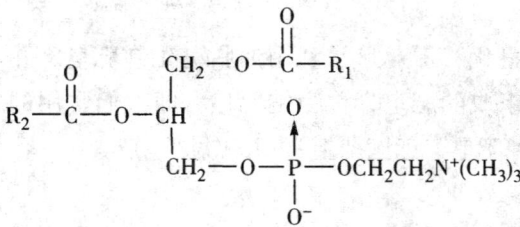

$$
\begin{array}{l}
CH_2-O-\overset{O}{\overset{\|}{C}}-R_1 \\
R_2-\overset{O}{\overset{\|}{C}}-O-CH \\
CH_2-O-\overset{O}{\overset{\uparrow}{\underset{O^-}{P}}}-OCH_2CH_2N^+(CH_3)_3
\end{array}
$$
磷脂酰胆碱（卵磷脂）

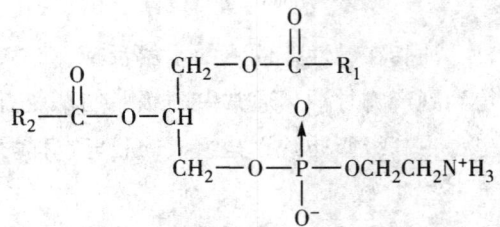

$$
\begin{array}{l}
CH_2-O-\overset{O}{\overset{\|}{C}}-R_1 \\
R_2-\overset{O}{\overset{\|}{C}}-O-CH \\
CH_2-O-\overset{O}{\overset{\uparrow}{\underset{O^-}{P}}}-OCH_2CH_2N^+H_3
\end{array}
$$
磷脂酰乙醇胺（脑磷脂）

卵磷脂在体内与脂肪的吸收和代谢有密切关系，常用作抗脂肪肝的药物。脑磷脂在体内具有凝血作用。

（2）神经磷脂（鞘氨脂）　　神经磷脂分子内含有一个长链的不饱和醇——神经氨基醇（又称鞘氨醇），而不是甘油。

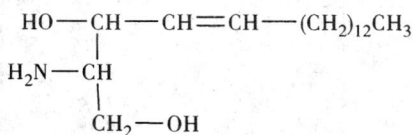

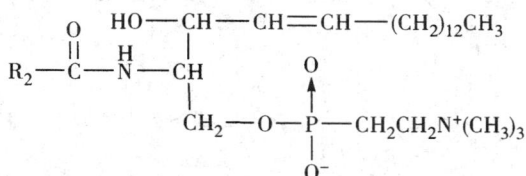

鞘氨醇　　　　　　　　　　　　　　　　　　　　　　鞘氨脂

鞘氨脂完全水解可得到鞘氨醇、脂肪酸、磷酸和胆碱各一分子。

四、甾族化合物

甾族化合物简称甾体。"甾"是根据分子结构中含有四个环和三个侧链的形象称呼。甾族化合物在结构上都含有一个环戊烷并多氢菲的母核和 3 个侧链，常称之为"甾环"。

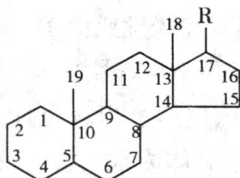

一般把甾族化合物分为甾醇类，胆甾酸、甾体激素和强心苷四类。

（一）甾醇类

（1）胆甾醇　即胆固醇，是最初从胆石中得到的一种固体醇并因此而得名。胆甾醇广泛存在于人及动物的血液、脂肪、脑髓和神经组织中，蛋黄中含量较多。正常人血液中含胆甾醇 $2.82 \sim 5.95 \mathrm{mmol/L}$。如果人体内胆甾醇代谢发生障碍或饮食摄入胆甾醇过多时，就会从血液中沉淀析出，引起胆结石或血管硬化。

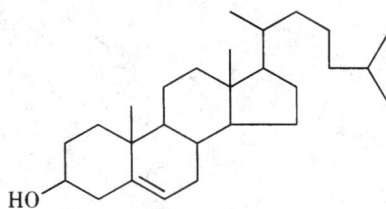

胆甾醇

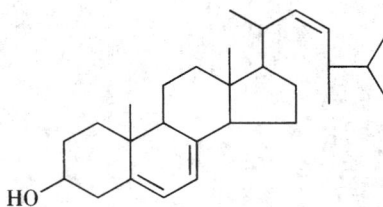

麦角甾醇

（2）麦角甾醇　存在于酵母和某些植物中。

麦角甾醇、胆甾醇是合成抗佝偻病维生素 D_2、D_3 的原料。为了防止小孩佝偻病，应经常晒太阳，食用含维生素 D 的食物，如鱼肝油、牛奶、蛋黄等。

（二）胆甾酸

动物的胆汁中有几种分子结构与胆甾醇相似的酸，统称为胆甾酸。胆甾酸以钾、钠盐的形式存在于胆汁中。胆甾酸盐是良好的乳化剂，便于油脂水解、消化和吸收。

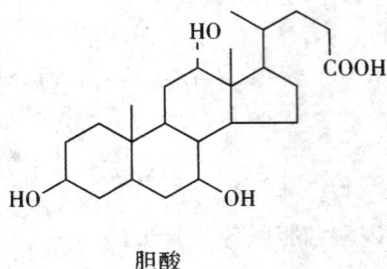

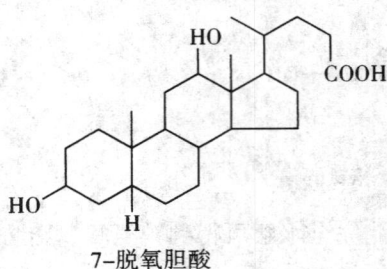

胆酸　　　　　　　　7-脱氧胆酸

（三）甾体激素

甾体激素分为性激素和肾上腺皮质激素两类。

（1）**性激素**　性激素是性腺（睾丸、卵巢）所分泌的甾体激素，它们具有促进动物发育、生长及维持性特征的生理功能。性激素分为雄性激素和雌性激素两类，雌性激素又分为孕激素和雌激素两类。雄性激素如睾丸酮等，雌性激素中孕激素如黄体酮，雌激素如 β -雌二醇等。雄性激素能使雄性肌肉发达、骨骼粗壮；孕激素、雌激素除用于某些妇科疾病的治疗外，还广泛用于生育控制等。

（2）**肾上腺皮质激素**　肾上腺皮质激素是由肾上腺皮质部分所分泌的一类激素，是一类维持生命活动的重要物质，对体内水、盐、糖、脂肪和蛋白质的代谢起重要作用，并可治疗关节炎、皮肤炎。其代表性物质为可的松和氢化可的松。

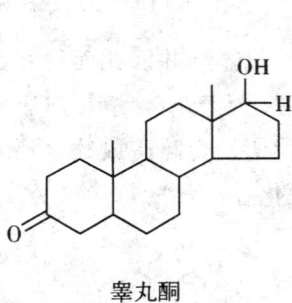

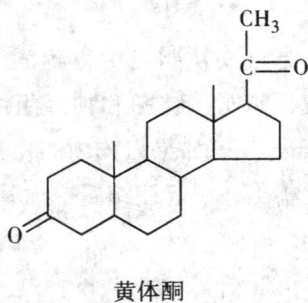

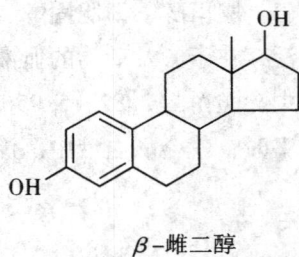

睾丸酮　　　　　　黄体酮　　　　　　β -雌二醇

习　题

一、填空题

1. 油脂是_____和_____的总称，常温下呈液态的称为_____，呈固态的称为_____，两者都是由_____和_____形成的_____，前者比后者分子中含较多的_____成分。

2. 在油脂的结构通式中，若 R_1、R_2、R_3 相同，称为_____；若 R_1、R_2、R_3 不同，则称为_____。

3. 植物油的主要成分是_____，动物脂肪的主要成分是_____。

4. _____、_____和_____等多双键不饱和少数脂肪酸在人体内不能合成，而营养上又不可缺少，必须由_____供给，故称为_____。

5. 皂化是油脂在_____条件下的水解，生成_____和_____。

6. 100g油脂所能吸收碘的克数称为_____。_____越大，表示油脂的_____程度越大。长期食用低碘值的油脂可使动脉血管_____。

7. α–磷脂酰胆碱（α–卵磷脂）完全水解后可得_____、_____、_____和_____。

8. 甾族化合物结构上的共同特点是分子中都含有一个_____的母核和三个侧链。一般把甾族化合物分为_____、_____、_____和_____4类。

9. 胆甾醇又称_____，是因最初从胆石中发现的_____醇而得名。

10. 胆甾醇通过_____与_____形成_____而广泛存在于人及动物的血液、肝、肾、脑及神经组织中，在_____中含量较多。

11. 麦角甾醇是一种_____甾醇，存在于_____和某些植物中，是合成_____的原料。

12. 甾体激素根据来源和生理功能不同，可分为_____和_____两类。

13. 可的松和氢化可的松属于_____，在体内主要影响_____、_____和_____的代谢，因此又称为_____激素。

二、是非题

1. 油脂是高级脂肪酸与甘油所形成的酯。（   ）

2. 油脂在酸性条件下的水解反应为不可逆反应，而在碱性条件下的水解反应为可逆反应。（   ）

3. 营养必需脂肪酸属于饱和脂肪酸。（   ）

4. 天然油脂没有固定的熔点，只有熔点范围。（   ）

5. 皂化仅指三硬脂酰甘油与氢氧化钠生成肥皂的反应。（   ）

6. 红细胞膜表面的糖脂使血液有不同的血型。（   ）

7. 磷脂酸和胆碱结合成磷脂酰胆碱（即卵磷脂）；磷脂酸和乙醇胺结合成磷脂酰乙醇胺（即脑磷脂）。（   ）

8. 蜡和石蜡属于同系物。（   ）

三、选择题

1. 油脂属于哪类物质

    A. 醇   B. 类脂   C. 酯   D. 羧酸

2. 1mol 油脂完全水解后生成

    A. 1mol 甘油和 1mol 水　　　　　　　　B. 1mol 甘油和 1mol 脂肪酸

    C. 3mol 甘油和 1mol 脂肪酸　　　　　　D. 1mol 甘油和 3mol 脂肪酸

3. 既能发生皂化，又能催化加氢的物质是

    A. 甘油三油酸酯　　　　　　　　　　　B. 硬脂酸

    C. 甘油三软脂酸酯　　　　　　　　　　D. 乙酸乙酯

4. 医药上常用的软皂是

    A. 高级脂肪酸盐　　　　　　　　　　　B. 高级脂肪酸钾盐

    C. 高级脂肪酸钠盐　　　　　　　　　　D. 高级脂肪酸钠、钾盐

5. 加热油脂与氢氧化钾溶液所发生的反应称为油脂的

    A. 皂化　　　　B. 乳化　　　　C. 氢化　　　　D. 酯化

6. 属于营养必需脂肪酸的是

    A. 软脂酸　　　　B. 硬脂酸　　　　C. 油酸　　　　D. 亚油酸

7. 属于不饱和脂肪酸的是

    A. 月桂酸　　　　　　　　　　　　　　B. 花生四烯酸

    C. 硬脂酸　　　　　　　　　　　　　　D. 软脂酸

8. 下列化合物除哪种外均为卵磷脂的水解产物

    A. 胆胺　　　　B. 磷酸　　　　C. 胆碱　　　　D. 脂肪酸

9. 下列化合物除哪种外均属于甾族化合物

    A. 胆固醇　　　　B. 胆酸　　　　C. 蜡　　　　D. 可的松

10. 下列化合物中碱性最强的是

    A. 乙酰胺　　　　B. 三乙胺　　　　C. 乙胺　　　　D. 胆碱

四、问答题

1. 说明油脂酸败的原因及如何防止油脂酸败。

2. 写出下列物质的结构式。

    （1）油脂　　　　　　　　　　　　　（4）卵磷脂

    （2）甾环　　　　　　　　　　　　　（5）胆酸

    （3）胆甾醇　　　　　　　　　　　　（6）氢化可的松

五、完成下列化学反应方程式

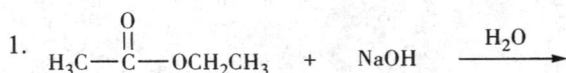

1.
$$H_3C-\overset{\displaystyle O}{\overset{\displaystyle \|}{C}}-OCH_2CH_3 \ + \ NaOH \ \xrightarrow{H_2O}$$

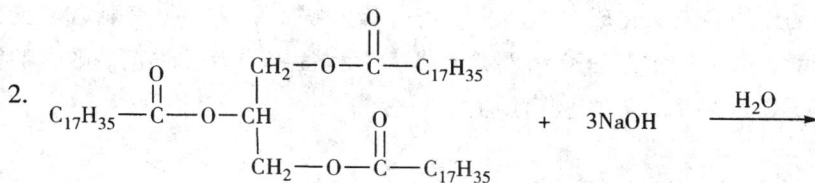

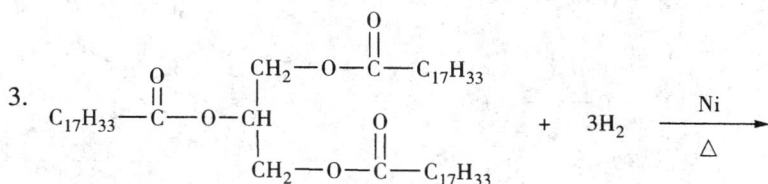

2.
$$C_{17}H_{35}-\overset{\overset{\displaystyle O}{\parallel}}{C}-O-\overset{\displaystyle \underset{\underset{\displaystyle CH_2-O-\overset{\overset{\displaystyle O}{\parallel}}{C}-C_{17}H_{35}}{|}}{\overset{\displaystyle CH_2-O-\overset{\overset{\displaystyle O}{\parallel}}{C}-C_{17}H_{35}}{|}}}{CH} \quad + \quad 3NaOH \quad \xrightarrow{H_2O}$$

3.
$$C_{17}H_{33}-\overset{\overset{\displaystyle O}{\parallel}}{C}-O-\overset{\displaystyle \underset{\underset{\displaystyle CH_2-O-\overset{\overset{\displaystyle O}{\parallel}}{C}-C_{17}H_{33}}{|}}{\overset{\displaystyle CH_2-O-\overset{\overset{\displaystyle O}{\parallel}}{C}-C_{17}H_{33}}{|}}}{CH} \quad + \quad 3H_2 \quad \xrightarrow[\triangle]{Ni}$$

参考答案

一、填空题

1. 油　　脂肪　　油　　脂肪　　甘油　　脂肪酸　　酯　　不饱和

2. 单甘油酯　　混甘油酯

3. 油　　脂肪

4. 亚油酸　　亚麻酸　　花生四烯酸　　食物　　必需脂肪酸

5. 碱性　　甘油　　高级脂肪酸盐

6. 碘值　　不饱和　　硬化

7. 脂肪酸　　磷酸　　甘油　　胆碱

8. 环戊烷并多氢菲　　甾醇类　　胆甾酸　　甾体激素　　强心苷

9. 胆固醇　　固体

10. 羟基　　脂肪酸　　胆甾醇酯　　蛋黄

11. 植物　　酵母　　维生素 D_2

12. 性激素　　肾上腺皮质激素

13. 肾上腺皮质激素　　糖　　脂肪　　蛋白质　　糖代谢皮质

二、是非题

1. √　　2. ×　　3. ×　　4. √　　5. ×　　6. √　　7. √　　8. ×

三、选择题

1. C　　2. D　　3. A　　4. B　　5. A　　6. D　　7. B　　8. A　　9. C　　10. D

四、问答题

1. 油脂酸败的原因是油脂中不饱和脂肪酸的双键部分，受到空气中的氧、水分、光、热及微生物的作用，先氧化成过氧化物，进一步分解或氧化产生有刺激性臭味的低级醛、酮和羧酸。酸败的油脂有刺激性并有毒，不宜食用。为了防止酸败，油脂应在密闭、阴凉、干燥处保存，同时适当添加抗氧化剂。

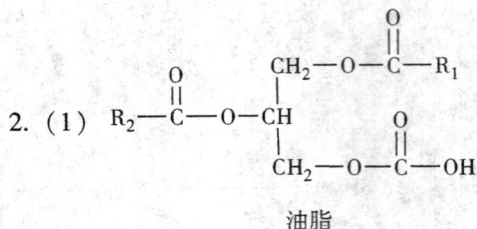

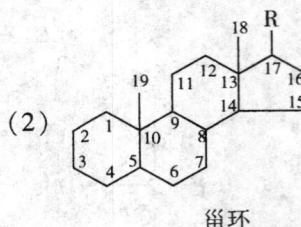

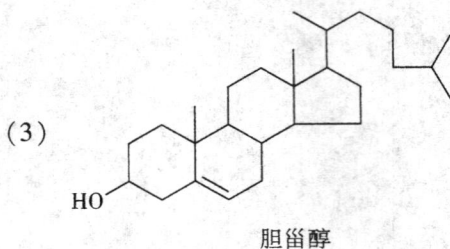

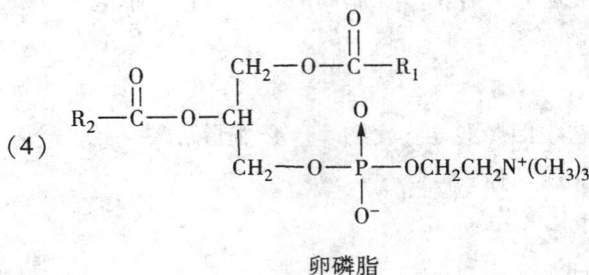

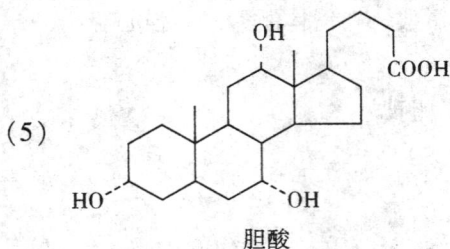

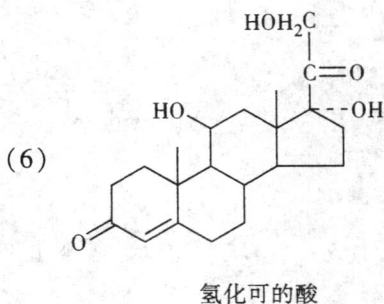

2.（1）

油脂

（2）

甾环

（3）

胆甾醇

（4）

卵磷脂

（5）

胆酸

（6）

氢化可的酸

五、完成下列化学反应方程式

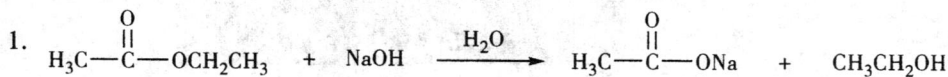

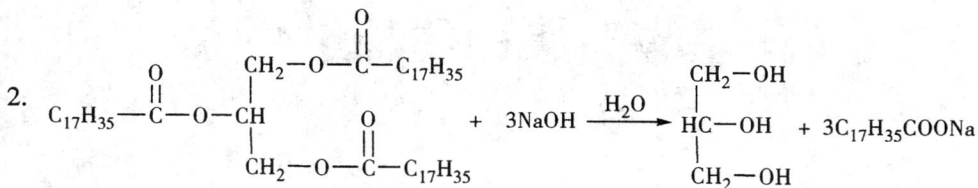

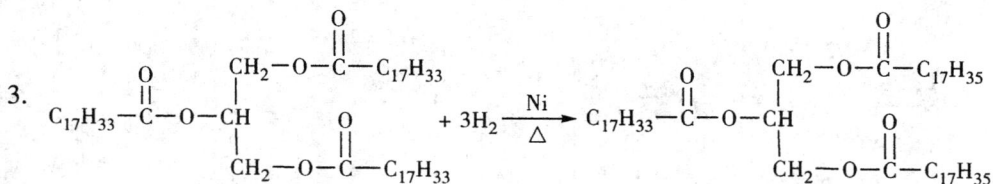

1.
$$\underset{H_3C-\overset{\overset{\displaystyle O}{\|}}{C}-OCH_2CH_3}{} + NaOH \xrightarrow{H_2O} \underset{H_3C-\overset{\overset{\displaystyle O}{\|}}{C}-ONa}{} + CH_3CH_2OH$$

2.
$$
\begin{array}{c}
\underset{C_{17}H_{35}-\overset{\overset{\displaystyle O}{\|}}{C}-O-CH}{}
\begin{array}{c}
CH_2-O-\overset{\overset{\displaystyle O}{\|}}{C}-C_{17}H_{35}\\[2mm]
\\[2mm]
CH_2-O-\overset{\overset{\displaystyle O}{\|}}{C}-C_{17}H_{35}
\end{array}
\end{array}
+ 3NaOH \xrightarrow{H_2O}
\begin{array}{c}
CH_2-OH\\
HC-OH\\
CH_2-OH
\end{array}
+ 3C_{17}H_{35}COONa
$$

3.
$$
\begin{array}{c}
\underset{C_{17}H_{33}-\overset{\overset{\displaystyle O}{\|}}{C}-O-CH}{}
\begin{array}{c}
CH_2-O-\overset{\overset{\displaystyle O}{\|}}{C}-C_{17}H_{33}\\[2mm]
\\[2mm]
CH_2-O-\overset{\overset{\displaystyle O}{\|}}{C}-C_{17}H_{33}
\end{array}
\end{array}
+ 3H_2 \xrightarrow[\triangle]{Ni}
\begin{array}{c}
\underset{C_{17}H_{33}-\overset{\overset{\displaystyle O}{\|}}{C}-O-CH}{}
\begin{array}{c}
CH_2-O-\overset{\overset{\displaystyle O}{\|}}{C}-C_{17}H_{35}\\[2mm]
\\[2mm]
CH_2-O-\overset{\overset{\displaystyle O}{\|}}{C}-C_{17}H_{35}
\end{array}
\end{array}
$$

（曾　明）

第十三章

氨基酸、蛋白质和维生素

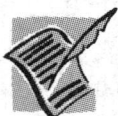

学习目标

1. 掌握氨基酸和蛋白质的主要化学性质及氨基酸与蛋白质的联系。
2. 熟悉氨基酸的结构、分类、命名。
3. 了解蛋白质的组成、结构和维生素的概念、分类及特点。

一、氨基酸

1. 氨基酸的结构、分类和命名

（1）结构　分子中既含氨基又含羧基的化合物称为氨基酸。组成蛋白质的氨基酸有 20 种，都属 α – 氨基酸，通式为：

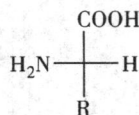

$$H_2N \underset{R}{\overset{COOH}{\underset{|}{\overset{|}{-}}}} H$$

除甘氨酸外，其他天然氨基酸都为 L – 氨基酸，具有旋光性。

（2）分类　根据氨基酸分子中所含氨基和羧基的相对数目的不同，可将氨基酸分为中性氨基酸、酸性氨基酸和碱性氨基酸。所谓中性氨基酸是指分子中氨基和羧基的数目相等，但因羧基比氨基电离程度大，它们并不是显中性，而是显弱酸性。分子中氨基数多于羧基的氨基酸称为碱性氨基酸，显碱性。分子中羧基数多于氨基数的氨基酸称为酸性氨基酸，显酸性。

（3）命名　氨基酸的命名一般根据其组成、性质和来源采用俗名。例如：丙氨酸是由于分子中有三个碳原子，甘氨酸是由于它具有甜味，谷氨酸是由于它源于谷芽。

氨基酸的系统命名法是以羧酸为母体，氨基作取代基。

【例 13 – 1】命名或写出下列化合物的结构式。

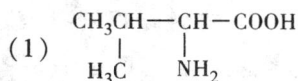

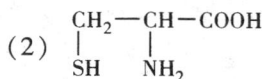

$$(1) \quad \underset{H_3C \quad\quad NH_2}{CH_3CH—CH—COOH}$$

$$(2) \quad \underset{SH \quad\quad NH_2}{CH_2—CH—COOH}$$

（3）谷氨酸（α–氨基戊二酸）

【解】（1）3–甲基–2–氨基丁酸或α–氨基异戊酸（缬氨酸）

（2）α–氨基–β–巯基丙酸（或半胱氨酸）

$$(3) \quad \underset{CH_2CH_2COOH}{H_2N—CHCOOH}$$

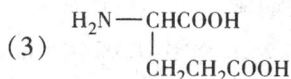

2. 必需氨基酸的摄取和补充

必需氨基酸是指人体内必需，但不能合成或合成量不足，只有依靠食物来供给的氨基酸。必需氨基酸共有 8 种。含有所有必需氨基酸的蛋白质称为完全蛋白质。大多数动物蛋白质属完全蛋白质，而植物蛋白质一般为非完全蛋白质。所以必须合理饮食，以摄取足够的必需氨基酸。对于那些低蛋白血症、不能摄食、严重腹泻、失血、烧伤及手术后的患者，更应及时补充氨基酸，包括所有必需氨基酸。

3. 氨基酸的性质

（1）两性电离和等电点　氨基酸分子中既含酸性的羧基，又含碱性的氨基，所以，氨基酸不仅能与酸或碱发生中和反应生成盐，而且分子内的氨基和羧基可以相互作用生成内盐（又称两性离子或偶极离子）。

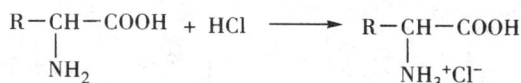

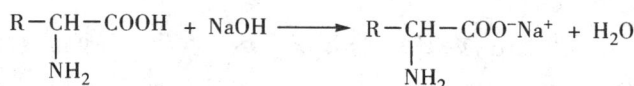

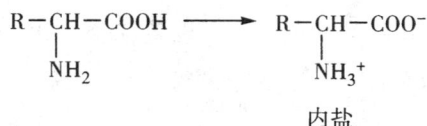

$$\underset{NH_2}{R—CH—COOH} + HCl \longrightarrow \underset{NH_3^+Cl^-}{R—CH—COOH}$$

$$\underset{NH_2}{R—CH—COOH} + NaOH \longrightarrow \underset{NH_2}{R—CH—COO^-Na^+} + H_2O$$

$$\underset{NH_2}{R—CH—COOH} \longrightarrow \underset{NH_3^+}{R—CH—COO^-}$$

内盐

氨基酸在水溶液中有如下电离平衡，因而氨基酸的主要存在形式随溶液的酸碱性而改变。当氨基酸几乎全部以两性离子形式存在时，氨基酸所处溶液的 pH 称为该氨基酸的等电点，以 pI 表示。中性氨基酸分子由于羧基的电离程度大

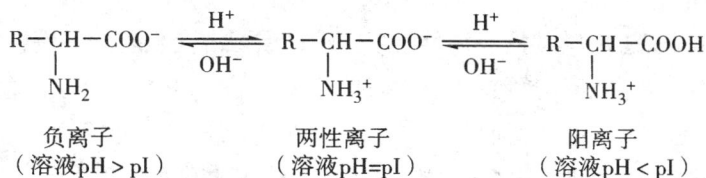

$$\underset{NH_2}{R—CH—COO^-} \underset{OH^-}{\overset{H^+}{\rightleftharpoons}} \underset{NH_3^+}{R—CH—COO^-} \underset{OH^-}{\overset{H^+}{\rightleftharpoons}} \underset{NH_3^+}{R—CH—COOH}$$

负离子　　　　　　　两性离子　　　　　　阳离子
（溶液 pH > pI）　（溶液 pH = pI）　（溶液 pH < pI）

于氨基，要使氨基酸几乎全部以两性离子形式存在，必须加入适量酸以抑制酸式

电离，所以中性氨基酸的等电点小于 7，一般在 4.8 ~ 6.5 之间。酸性氨基酸有较多的羧基发生电离，要抑制其电离，需更强的酸性，所以其等电点更小，一般在 2.8 ~ 3.2 之间。碱性氨基酸的氨基多于羧基，加之羧基的电离程度比氨基大不了多少，所以必须加入碱来抑制氨基的电离才能使氨基酸以两性离子的形式存在，因而碱性氨基酸的等电点大于 7，一般在 7.6 ~ 10.8 之间。

氨基酸在等电点时，由于其两性离子不象阴离子或阳离子一样相互排斥，而是容易相互凝聚，因而此时溶解度最小。可用分步调节 pH 至混合物中不同氨基酸的等电点的方法来分离它们。

【例 13 – 2】丙氨酸的水溶液显酸性还是碱性？要使它以两性离子形式存在，需要加酸还是碱？为什么？

【解】丙氨酸的水溶液显弱酸性，这是因为丙氨酸是中性氨基酸。由于羧基的电离程度大于氨基，所以要使丙氨酸以两性离子形式存在，必须加入酸，用以抑制羧基的电离。

【例 13 – 3】指出下列氨基酸在血液（pH = 7.35 ~ 7.45）中的主要存在形式。

①甘氨酸　　　　②赖氨酸　　　　③谷氨酸

【解】①因为甘氨酸是中性氨基酸，pI = 5.97，所以血液 pH 大于 pI，相当于在两性离子中加入碱（OH^-），因而其主要存在形式为负离子。

②赖氨酸是碱性氨基酸，pI = 9.74，即血液 pH 小于 pI，相当于在两性离子中加入酸（H^+）所以其主要存在形式为正离子。

③谷氨酸是酸性氨基酸，pI = 3.22，即血液 pH 大于 pI，所以和甘氨酸类似，其主要存在形式也为负离子。

（2）脱水成肽　氨基酸在酸或碱的作用下受热，发生分子间的脱水反应，生成肽。肽分子中的酰胺键称为肽键。由两个氨基酸分子形成的肽称为二肽。由二至十个氨基酸分子脱水形成的肽称为寡肽，由十一至五十个氨基酸分子形成的肽称为多肽。多肽和蛋白质没有明显的分界线，但一般把相对分子质量超过一万或五十一肽及其以上的多肽称为蛋白质。

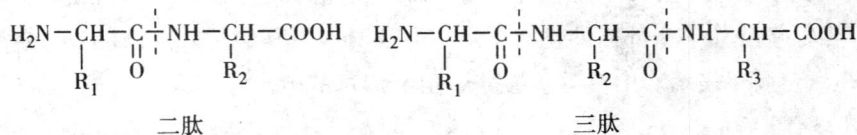

$$H_2N-CH-C \vdash NH-CH-COOH \qquad H_2N-CH-C \vdash NH-CH-C \vdash NH-CH-COOH$$
$$\underset{R_1}{|} \quad \underset{O}{\|} \quad \underset{R_2}{|} \qquad\qquad \underset{R_1}{|} \quad \underset{O}{\|} \quad \underset{R_2}{|} \quad \underset{O}{\|} \quad \underset{R_3}{|}$$

二肽　　　　　　　　　　　　　三肽

肽分子中保留游离氨基的一端称为 N – 端，保留游离羧基的一端称为 C – 端。在书写肽的结构式时，把 N – 端写在左边，而把 C – 端写在右边。

肽的命名是以 C – 端氨基酸作母体，把肽链中其他氨基酸名称中的"酸"字改为"酰"字，按在肽链中顺序从左至右依次写在母体名之前。例如：

$$H_2N-CH_2-\underset{O}{\overset{}{C}}-NH-CH-\underset{O}{\overset{}{C}}-NH-CH-COOH$$

$$CH_2 \qquad CH_2OH$$

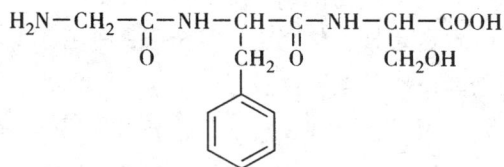

甘氨酰苯丙氨酰丝氨酸（简称为甘–苯丙–丝肽）

二、蛋白质

1. 蛋白质的组成、分类和结构

蛋白质是由氨基酸分子间脱水后所得各氨基酸残基通过肽键连接而成的高分子化合物。蛋白质主要是由 C、H、O、N、S 等元素组成，有些蛋白质还含有 P、Fe、I、Mn、Zn 等元素。大多数蛋白质的含氮量都很接近，平均为 16%，即生物样品中，每克氮相当于 6.25 克蛋白质，故把 6.25 称为蛋白质系数。

蛋白质的结构分为一级结构、二级结构、三级结构和四级结构。蛋白质分子的多肽链中各氨基酸的排列顺序和连接方式（肽键，称为蛋白质的主键）叫蛋白质的一级结构。二级结构、三级结构和四级结构是蛋白质的空间结构，维持空间结构的作用力称为副键，主要有氢键、酯键、盐键、疏水键等。

2. 蛋白质的性质

（1）两性电离和等电点　与氨基酸相似，蛋白质也有氨基和羧基，因而也是两性物质，可以发生两性电离。也具有等电点，在水溶液中也有负离子、正离子和两性离子三种存在形式及其平衡体系：

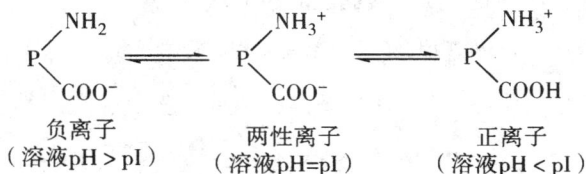

$$P\overset{NH_2}{\underset{COO^-}{}} \rightleftharpoons P\overset{NH_3^+}{\underset{COO^-}{}} \rightleftharpoons P\overset{NH_3^+}{\underset{COOH}{}}$$

$$\text{负离子} \qquad \text{两性离子} \qquad \text{正离子}$$
$$\text{（溶液 pH > pI）} \quad \text{（溶液 pH = pI）} \quad \text{（溶液 pH < pI）}$$

可见，蛋白质在 pH 大于 pI 的溶液中主要以负离子形式存在，在电场中向正极移动，而在 pH 小于 pI 的溶液中主要以正离子形式存在，向电场负极移动。等电点时，蛋白质几乎全部以两性离子形式存在，在电场中，不向两极移动。此时，蛋白质的溶解度最小。因此，可用电泳法或调节 pH 的方法分离、提纯蛋白质。

【例 13 – 4】下列各组蛋白质混合物在 pH 为何值时进行电泳，其分离效果最佳。

（1）血清清蛋白（pI = 4.9）和血红蛋白（pI = 6.8）

（2）卵清蛋白（pI = 4.6）、血清清蛋白（pI = 4.9）和尿酶（pI = 5.0）

【解】（1）pH =（4.9 + 6.8）÷ 2 = 5.85，在 pH = 5.85 时进行电泳，其分离效果最佳。因为血红蛋白向负极运动，血清清蛋白向正极运动。

（2）在 pH = 4.9 时进行电泳，其分离效果最佳。因为卵清清蛋白向正极移动，尿酶向负极移动，血清清蛋白不移动，且溶解度最小，可从溶液中析出。

（3）胶体性质　蛋白质是高分子化合物，其分子大小在胶体粒子直径范围内（1～100nm），因而蛋白质溶液具有胶体溶液的性质。

蛋白质溶液相当稳定，其原因有两个。一是蛋白质分子表面有很多亲水基，如—COOH、—NH$_2$、—NH—、—CO—、—OH等。这些亲水基强烈吸引水分子，在蛋白质表面形成很厚的水化膜，避免了蛋白质因碰撞而发生的聚集和沉淀。二是蛋白质在pH为非等电点的溶液中，其粒子带有相同的电荷，互相排斥，阻止了蛋白质的凝聚。

（3）盐析　在蛋白质溶液中加入一定量的电解质（硫酸钠、硫酸铵等），使蛋白质沉淀析出的过程称为蛋白质的盐析。蛋白质的盐析是一个可逆过程，在一定条件下，盐析出来的蛋白质，仍然能够溶于水，并能恢复原来的生理活性。蛋白质盐析所需要的盐的最小浓度称为盐析浓度。不同蛋白质的盐析浓度不同，据此可以采取分段盐析的方法分离蛋白质混合物。

（4）变性　在某些物理或化学因素的作用下，蛋白质的副键受到破坏，分子内部结构发生改变，使其理化性质和生理活性也随之改变，这种现象称为蛋白质的变性。蛋白质的变性分为可逆变性和不可逆变性。

【例13－5】为什么可用酒精、高温进行消毒？

【解】酒精分子中羟基上的氢可与蛋白质形成氢键，从而破坏蛋白质分子中原有的氢键，使蛋白质分子的空间结构发生改变而变性。

加热使蛋白质分子中的氢键被破坏，导致蛋白质变性。

（5）颜色反应　蛋白质的颜色反应有茚三酮反应、缩二脲反应、黄蛋白反应。利用蛋白质的颜色反应可对蛋白质进行定性分析和定量测定。

【例13－6】用化学方法鉴别丙氨酸和蛋白质。

【解】

丙氨酸 ┐ 缩二脲反应 ┌ 无紫红色出现的为丙氨酸
蛋白质 ┘　　　　　 └ 有紫红色出现的为蛋白质

二、维生素

1. 维生素的概念及分类

维生素是维持机体正常生命活动不可缺少的一类小分子有机化合物，是人体不可缺乏的营养素。一般按其溶解性分为脂溶性维生素和水溶性维生素两大类。

2. 水溶性维生素

水溶性维生素均溶于水，不易在体内储存，摄入量达饱和后，多余部分随尿排出。重要的水溶性维生素有维生素B$_1$、维生素B$_2$、维生素B$_6$、维生素B$_{12}$、维生素PP、泛酸、生物素、叶酸和维生素C。

水溶性维生素摄入量不足会产生缺乏症。如缺乏维生素C会导致坏血病，缺乏维生素B$_1$会导致脚气病。

3. 脂溶性维生素

脂溶性维生素易溶于有机溶剂，不溶于水，在食物中常与脂类共存，在体内有一定的储存。重要的脂溶性维生素有维生素 A、维生素 D、维生素 E、维生素 K 等。

脂类吸收不良会影响脂溶性维生素吸收，甚至发生缺乏症。如缺乏维生素 A 可致干眼病、夜盲症、角膜软化症、皮肤粗糙、儿童发育不良等；缺乏维生素 D，儿童发生佝偻病，成人发生软骨病。

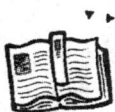

习 题

一、填空题

1. 蛋白质水解的最终产物是_____。

2. 组成蛋白质的氨基酸主要有_____种，唯一没有旋光性的是_____。

3. 氨基酸分子中既有酸性_____，又有碱性的_____，所以氨基酸是_____物质，可以发生_____电离。

4. 某氨基酸在电泳仪中不移动，此时溶液的 pH 应等于_____。若向溶液中加酸，此氨基酸应向_____极移动。

5. 将谷氨酸溶于水中，其溶液显_____性，此时谷氨酸主要_____离子形式存在，欲使其达到等电点，应当加_____调节。

6. 连接氨基酸分子的酰胺键又称为_____键。

7. 氨基酸的连接顺序叫蛋白质的_____结构。

8. _____存在和带有_____电荷是蛋白质稳定的两个因素。

9. 当蛋白质处于 pH < pI 的溶液中时，蛋白质颗粒带_____电荷。

10. 维生素按其溶解性分为_____和_____两大类。

二、是非题

1. 氨基酸是蛋白质的基本组成单元。（   ）

2. 中性氨基酸的水溶液 pH = 7。（   ）

3. 中性氨基酸的等电点等于 7。（   ）

4. 丙氨酸（pI = 6.02）在水溶液中显酸性，要使它显电中性必须加入碱。（   ）

5. 多肽和蛋白质之间没有明显的界线。（   ）

6. 肽和蛋白质都能发生缩二脲反应。（   ）

7. 蛋白质在等电点时，溶解度最小，容易从溶液中析出。（   ）

8. 酒精、高温、紫外线可以消毒，是由于这些因素破坏了蛋白质的主键（肽键），而使蛋白质发生了变性。（   ）

9. 维生素是维持机体正常生命活动不可缺少的一类小分子化合物。（   ）

10. 水溶性维生素溶于水，在体内有一定的储存。（　　　）

三、选择题

1. 在 pH = 8 的溶液中，主要以正离子形式存在的氨基酸是
    A. 甘氨酸　　　　　B. 谷氨酸　　　　　C. 苯丙氨酸　　　　　D. 赖氨酸

2. 精氨酸在蒸馏水中带正电荷，它的等电点可能是
    A. 3. 22　　　　　B. 10. 76　　　　　C. 7. 00　　　　　D. 5. 98

3. 在 pH = 10.0 的溶液中，组氨酸（pI = 7. 59）的主要存在形式是
    A. 正离子　　　　B. 负离子　　　　C. 两性离子　　　　D. 无法确定

4. 下列氨基酸在 pH = 4.6 的缓冲溶液中向正极移动的是
    A. 赖氨酸（pI = 9. 74）　　　　　　B. 精氨酸（pI = 10. 76）
    C. 酪氨酸（pI = 5. 68）　　　　　　D. 天冬氨酸（pI = 2. 77）

5. 由下列 3 种不同的氨基酸组成的肽，其异构体的数目是
    A. 3 个　　　　　B. 4 个　　　　　C. 6 个　　　　　D. 8 个

6. 从动植物提取的蛋白质中 N 元素的质量分数为
    A. 50% ~ 55%　　B. 6. 0% ~ 7. 0%　　C. 13% ~ 19%　　D. 20% ~ 30%

7. 测得某蛋白质的含氮量为 0. 80g，此样品约含蛋白质
    A. 2. 5g　　　　B. 3. 0g　　　　C. 4. 0g　　　　D. 5. 0g

8. 盐析法沉淀蛋白质的原理是
    A. 中和电荷，破坏水化膜　　　　B. 盐与蛋白质结合成不溶性蛋白盐
    C. 调节蛋白质等电点　　　　　　D. 以上都是

9. 蛋白质受某些物理或化学因素的影响，其空间结构发生改变，引起蛋白质的理化性质和生物活性的变化，称为蛋白质的
    A. 水解　　　　B. 沉淀　　　　C. 变性　　　　D. 盐析

10. 蛋白质的一级结构是指
    A. 由多少个氨基酸组成　　　　　B. 由几条多肽链组成
    C. 氨基酸的排列顺序　　　　　　D. 由多少种氨基酸组成

11. 电泳法分离蛋白质的依据是
    A. 相对分子质量不同　　B. 易变性　　C. 有生物活性　　D. 等电点不同

12. 较易使蛋白质沉淀的试剂是
    A. 乙烷　　　　　B. 乙醚　　　　　C. 氯化钠　　　　　D. 水

13. 在等电点时蛋白质
    A. 带负电荷　　B. 带等量的正、负电荷　　C. 带正电荷　　D. 不带电荷

14. 维持蛋白质一级结构的主要化学键是
    A. 氢键　　　　　B. 肽键　　　　　C. 二硫键　　　　　D. 盐键

15. 在强碱性溶液中，与硫酸铜溶液作用出现紫红色的化合物是

    A. 球蛋白　　　　B. 丙甘肽　　　　C. 甘油　　　　D. 乙醇

16. 多数蛋白质的 pI 接近 5，而人体体液的 pH 接近 7.4，那么体液中的蛋白质主要存在形式为

    A. 正离子　　　　B. 负离子　　　　C. 两性离子　　　　D. 中性分子

17. 下列维生素不是水溶性维生素的是

    A. 维生素 B_1　　　B. 维生素 B_2　　　C. 叶酸　　　　D. 维生素 E

18. 缺乏维生素 B_1 可引起

    A. 坏血病　　　　B. 夜盲症　　　　C. 脚气病　　　　D. 佝偻病

19. 缺乏维生素 D 可引起

    A. 呆小症　　　　B. 脚气病　　　　C. 夜盲症　　　　D. 软骨病

20. 缺乏维生素 C 可引起

    A. 坏血病　　　　B. 白血病　　　　C. 贫血　　　　D. 破伤风

四、完成下列反应方程式

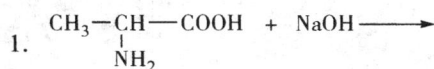

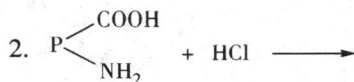

1. $CH_3-CH-COOH$（NH_2）$+\ NaOH \longrightarrow$

2. $P \diagup^{COOH}_{NH_2} +\ HCl \longrightarrow$

五、名词解释

1. 必需氨基酸　　　　　　2. 氨基酸的等电点

3. 盐析　　　　　　　　　4. 蛋白质的变性

5. 维生素

六、问答题

1. 若某氨基酸在纯水中的 pH = 6，估计它的等电点是大于 6、等于 6，还是小于 6？为什么？

2. 如何分离赖氨酸和丙氨酸的混合物？

3. 对于重金属中毒的急救，常服用大量的牛奶或蛋清，为什么？

4. 说明盐析法沉淀蛋白质的原理。

5. 某蛋白质的等电点为 4.8，该蛋白质的水溶液显酸性还是显碱性？怎样调节其水溶液的 pH 使蛋白质处于等电点状态？

6. 适当晒太阳可以防止佝偻病，其原因何在？

7. 化合物 A 的分子式为 $C_3H_7O_2N$，可与 NaOH 溶液和 HCl 溶液作用生成盐，可与醇反应生成酯，与 HNO_2 反应放出 N_2。试写出 A 和结构式。

8. 维生素是如何分类的？各类维生素有何特点？

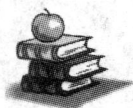

参考答案

一、填空题

1. α - 氨基酸
2. 20　甘氨酸
3. 羧基　氨基　两性　两性
4. 等电点　负
5. 酸　负　酸
6. 肽
7. 一级
8. 水化膜　相同
9. 正
10. 脂溶性维生素　水溶性维生素

二、是非题

1. √　　2. ×　　3. ×　　4. ×　　5. √　　6. ×　　7. √　　8. ×　　9. √
10. ×

三、选择题

1. D　2. B　3. B　4. D　5. C　6. C　7. D　8. A　9. C　10. C　11. D　12. C
13. B　14. B　15. A　16. B　17. D　18. C　19. D　20. A

四、完成下列反应方程式

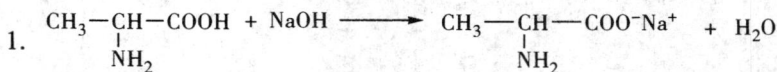

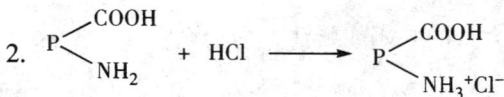

1. $CH_3-CH-COOH + NaOH \longrightarrow CH_3-CH-COO^-Na^+ + H_2O$
   　　　$|$　　　　　　　　　　　　　$|$
   　　　NH_2　　　　　　　　　　　NH_2

2. $P\begin{array}{l} -COOH \\ -NH_2 \end{array} + HCl \longrightarrow P\begin{array}{l} -COOH \\ -NH_3^+Cl^- \end{array}$

五、名词解释

1. 必需氨基酸是指人体必需，但人体内不能合成或合成量不足，只有依靠食物来供给的氨基酸。

2. 当氨基酸几乎全部以两性离子形式存在时，氨基酸所处溶液的 pH 称为氨基酸的等电点。

3. 在蛋白质等有机物溶液中加入一定量的电解质，使蛋白质等有机物沉淀析出的过程称为蛋白质等有机物的盐析。

4. 在某些物理或化学因素的影响下，蛋白质的副键受到破坏，引起蛋白质的空间结构发生改变，从而引起蛋白质的理化性质和生理活性也发生改变的现象称为蛋白质的变性。

5. 维生素是维持机体正常生命活动不可缺少的一类小分子化合物，是人体不可缺乏的营养素。

六、问答题

1. 该氨基酸在纯水中的 pH 为 6，说明此时氨基酸的羧基电离程度大于氨基，要使氨基酸以两性离子形式存在，必须通过加酸来抑制酸式电离，所以该氨基酸的等电点小于 6。

2. 赖氨酸和丙氨酸的等电点分别为 9.74 和 6.02。将它们的混合物先溶于水，再调节溶液的 pH 至赖氨酸的等电点，使其沉淀析出，将其过滤。然后调节滤液 pH 至丙氨酸的等电点，使丙氨酸又沉淀析出，又可过滤出丙氨酸。

3. 因为重金属盐与牛奶或蛋清中的蛋白质作用生成沉淀后，失去了使体内蛋白质变性的能力。

4. 加入的电解质能中和蛋白质颗粒所带的电荷，并破坏蛋白质颗粒表面的水化膜，使蛋白质凝聚而沉淀。

5. 该蛋白质的等电点小于 7，说明通过加酸抑制酸式电离才达等电点状态，因而说明该蛋白质的水溶液显酸性。

6. 佝偻病是由于缺乏维生素 D 所致，而人体皮肤中的维生素 D 原在太阳光中的紫外线照射下可转化为维生素 D，所以晒太阳可以防止佝偻病。

7. 化合物 A 的结构式为 $CH_3\!-\!\underset{\underset{NH_2}{|}}{CH}\!-\!COOH$

8. 维生素按其溶解性分为水溶性维生素和脂溶性维生素两大类。水溶性维生素均溶于水不易在体内储存，脂溶性维生素易溶于有机溶剂，不溶于水，在体内有一定的储存。

（吴琼林）

第十四章

高分子化合物

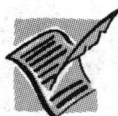

学 习 目 标

1. 掌握高分子化合物的一般概念。
2. 熟悉常见的三大合成材料的性能。
3. 了解高分子化合物在医药上的应用。

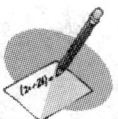

重点、难点解析

一、高分子化合物概述

1. 高分子化合物　高分子化合物是相对分子质量很大、结构复杂、性能特殊的一大类化合物。天然高分子化合物来源于动、植物，合成高分子化合物则是由煤、水、石灰石、天然气、石油和农副产品作原料制成简单的有机化合物，再经聚合反应合成而得。天然高分子化合物有专门名称，合成高分子化合物通常在单体名称前加"聚"字。

2. 高分子化合物的合成方法

（1）**加聚反应**　由不饱和的简单有机化合物在一定的条件下发生聚合反应，生成高分子化合物的反应称为加成聚合反应，简称加聚反应。例如：

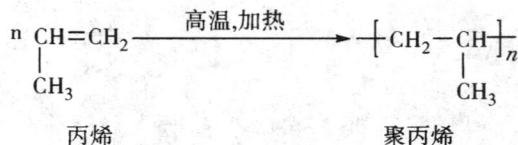

$$n\ \underset{\underset{CH_3}{|}}{CH}=CH_2 \xrightarrow{\text{高温,加热}} \left[CH_2-\underset{\underset{CH_3}{|}}{CH}\right]_n$$

丙烯　　　　　　　　　　　　　聚丙烯

（1）**缩聚反应**　由一种或几种单体聚合成高分子化合物时，伴随有低分子化合物析出的反应，称为缩合聚合反应，简称缩聚反应。例如：

$$n \underset{\text{（酚）}}{\bigcirc\!\!\!-\!OH} + n\, HC\!\!=\!\!O\; H \xrightarrow[\text{HCl}]{\text{催化剂}} \left[\!\!\begin{array}{c} OH \\ \bigcirc\!\!-CH_2 \end{array}\!\!\right]_n + n H_2O$$

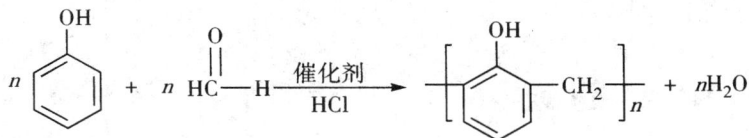

二、三大合成材料

塑料、合成纤维和合成橡胶称为三大合成材料。合成这些材料的原料来源广泛，成本低，但制出的成品具有优良的性能。根据不同的需求，选用不同的合成材料，能达到预期的效果。三大合成材料品种很多，现已广泛使用于工农业和民用制品，在医药上也应用很多，且开发前景很广阔。

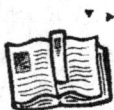

习　题

一、填空题

1. 在反应式 $n CH_2\!\!=\!\!CH_2 \xrightarrow{\text{催化剂}} \left[CH_2\!\!-\!\!CH_2 \right]_n$ 中，对于聚合反应而言，$CH_2\!\!=\!\!CH_2$ 为＿＿＿＿＿＿，$\left[CH_2\!\!-\!\!CH_2 \right]_n$ 为＿＿＿＿＿＿，n 为＿＿＿＿＿＿。

2. 发生加聚反应的单体，其结构特征为＿＿＿＿＿＿。

3. 三大合成材料是＿＿＿＿＿＿、＿＿＿＿＿＿、＿＿＿＿＿＿。

4. 塑料添加剂主要包括＿＿＿＿、＿＿＿＿、＿＿＿＿、＿＿＿＿、＿＿＿＿。

二、是非题

1. 聚苯乙烯是由苯和乙烯聚合而成的。（　　　）

2. 尼龙 - 66 是由 66 个原子组成的。（　　　）

3. 聚乙烯是常用的食品包装材料。（　　　）

三、选择题

1. 合成橡胶的主体结构是
   A. 线形高分子化合物　　　　　　　　B. 网状高分子化合物
   C. 有支链的高分子化合物　　　　　　D. 卷曲结构的高分子化合物

2. 聚甲基丙烯酸甲酯的俗名是
   A. 塑料王　　　　　　　　　　　　　B. 万能胶
   C. 尼龙　　　　　　　　　　　　　　D. 有机玻璃

四、问答题

1. 热塑性塑料和热固性塑料有何不同？并各举一例。

2. 天然纤维、人造纤维和合成纤维有什么区别？

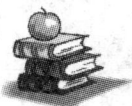

参考答案

一、填空题

1. 单体　　高分子化合物（高聚物）　　聚合度
2. 具有不饱和键（双键或叁键）
3. 塑料　　合成纤维　　合成橡胶
4. 增塑剂　　稳定剂　　润滑剂　　着色剂　　填料

二、是非题

1. ×　　2. ×　　3. √

三、选择题

1. A　　2. D

四、问答题

1. 热塑性塑料的特点是在一定温度范围内能反复加热软化和冷却硬化，在软化状态能用模塑或挤出等方法成型为所需制品的塑料。其优点是加工成型简便，具有耐腐蚀、耐磨、高绝缘等优良性能，可热合修补和回收再生，缺点是耐热性和刚性较差。例如，聚乙烯。热固性塑料的特点是在特定温度下受热或以其他方法可以固化成不熔不溶的塑料制品。其优点是耐热性高，在负荷作用下不易变形，其缺点是只能一次加工成型，不能热合修补和回收再生。例如：电木（酚醛树脂）。

2. 天然纤维是动、植物纤维，如棉、麻、丝、毛等。人造纤维是将一些不能直接用于纺织的纤维经机械加工和化学处理而得到可用于纺织的纤维，如人造棉、人造毛等。合成纤维是利用天然气、煤、石灰石和农副产品作原料制成单体，单体通过聚合反应得到线形高分子化合物，再加入添加剂加工而得到的纤维，如尼龙、锦纶等。

（吴琼林）

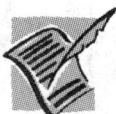

CHAPTER 第十五章

医 药 化 学

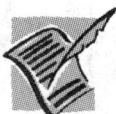

学 习 目 标

1. 掌握产生顺反异构和光学异构的有机化合物的结构特征。
2. 熟悉药品调剂时的化学配伍禁忌。
3. 了解药物分子结构与药效活性的关系。

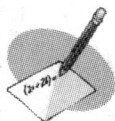

重点、难点解析

一、药物的吸收

　　口服药物是应用最广的医用药物，这些药物到达胃肠道后，必须穿过胃肠黏膜细胞才能到达血液中。不同的药物的吸收方式不同。

　　注射药物是通过静脉注射、皮下注射或肌内注射进入人体血液。注射药物药效快，特别是静脉注射，可迅速分布到血液中，发挥其治疗作用。

　　外敷药物通过外涂或贴药膏来医治外伤或软组织性感染，其主要作用是消炎止痛，杀菌护肤。

二、药物分子结构与药效活性的关系

（一）具有顺反异构的药物

1. 顺反异构产生的条件　　分子中含有双键或碳环的有机化合物，当双键两端的碳原子或碳环上的两个碳原子上各连有两个不同的原子或原子团时，由于键的旋转受到阻碍，使分子中原子或原子团在空间的排列出现两种不同的方式，因此产生两种空间结构不同的异构体，即顺反异构体。这种现象称为顺反异构。

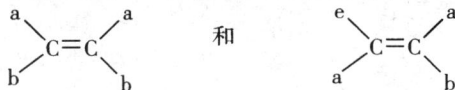

2. 顺反异构体的命名 对于双键两端（或碳环）碳原子上连有相同原子或基团的烯烃，例如 3 – 甲基 – 2 – 戊烯，在双键两端的碳原子上都连有甲基（—CH_3），当两个甲基在双键的同侧时为顺式，异侧为反式。例如

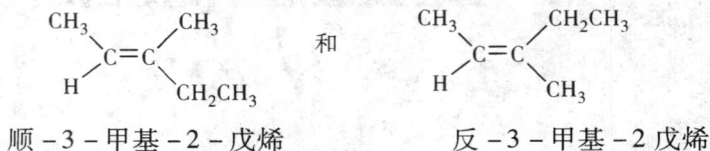

$$\underset{H}{\overset{CH_3}{}}C=C\underset{CH_2CH_3}{\overset{CH_3}{}} \quad 和 \quad \underset{H}{\overset{CH_3}{}}C=C\underset{CH_3}{\overset{CH_2CH_3}{}}$$

顺 – 3 – 甲基 – 2 – 戊烯　　　　　反 – 3 – 甲基 – 2 – 戊烯

当碳碳双键上连有 4 个完全不相同的基团时，例如：

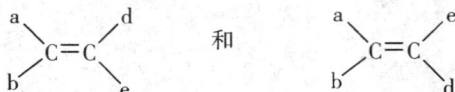

$$\underset{b}{\overset{a}{}}C=C\underset{e}{\overset{d}{}} \quad 和 \quad \underset{b}{\overset{a}{}}C=C\underset{d}{\overset{e}{}}$$

就不能用"顺"、"反"来表示构型了。对这样比较复杂的顺反异构体，国际上统一采用 Z、E 来标记顺反异构体的构型。

用 Z、E 标记法时，首先按照次序规则分别确定双键两端碳原子上所连接的原子或基团的次序大小。如果双键的两个碳原子上连接的次序大的原子或基团在双键的同一侧，则为 Z 式构型。如果双键的两个碳原子上连接的次序大的原子或原子团在双键的异侧时，则为 E 式构型。

原子或基团的次序规则要点为：

（1）先比较直接与双键相连的原子，原子序数大的排在前面。例如，几种常见原子由大到小的次序为：I、Br、Cl、O、N、C、H。

（2）如果与双键碳原子直接相连的原子相同时，则再比较与该原子相连的原子的原子序数。不是计算原子序数之和，而是以原子序数大的原子所在的基团在前。如双键碳原子上连有—OH 和—OCH_3 两个基团，与双键相连的都是氧原子，原子序数相同，而与氧原子相连的原子进行比较，碳原子的原子序数大于氢。因此，—OCH_3 的次序大于—H。又如双键碳原子上分别连有—CH_2Cl 和—CF_3 两个基团，与双键相连的都是碳原子，而与碳原子相连的前者为一个氯原子和两个氢原子，原子序数之和为 19，后者为三个氟原子，原子序数之和为 27，虽然后者的原子序数之和比前者的原子序数之和大，但前者中有原子序数最大的氯原子，因此—CH_2Cl 比—CF_3 的次序大。

（3）如果与双键碳原子直接相连的原子相同，而该原子又以重键与别的原子相连时，则按重键级别分别以两个或三个相同原子计算。例如，双键碳原子上连有—CHO 和—CH_2OH 两个基团时，前者与碳原子相连的为 2 个氧原子和 1 个氢原子，后者与碳原子相连的为一个氧原子和两个氢原子，因经—CHO 的次序大于—CH_2OH。又如，—CN 可看作为碳原子与三个氮原子相连，历—CN 中，碳原子与氮原子是以叁键相连的。

必须注意的是，"顺"、"反"标记法与 Z、E 标记法是两种标记顺反异构体的不同方法，两种方法没有对应关系。例如：

$$\underset{H}{\overset{H_3C}{}}C=C\underset{H}{\overset{CH_3}{}}$$

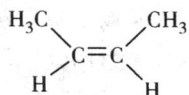

用"顺"、"反"标记法为顺式，用 Z、E 标记法为 Z 式，而

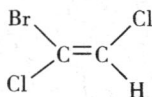

$$\underset{Cl}{\overset{Br}{}}C=C\underset{H}{\overset{Cl}{}}$$

用"顺"、"反"标记法为反式，而用 Z、E 标记法为 Z 式。

对于有顺反异构体烯烃的命名，应将其构型标在系统名称之前。例如：

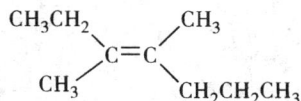

$$\underset{CH_3}{\overset{CH_3CH_2}{}}C=C\underset{CH_2CH_2CH_3}{\overset{CH_3}{}}$$

反 -3，$4-$ 二甲基 $-3-$ 庚烯或 $E-3$，$4-$ 二甲基 $-3-$ 庚烯

脂环烃由于环的存在，限制了碳原子沿 σ 键的键轴自由旋转，这样环上碳原子所连的原子或基团在空间的排布被相对地固定下来。若两个成环的碳原子各自连有不同的原子或基团时，和烯烃一样，出现了顺反异构。习惯上把两个相同的基团在环的同侧定为顺式，在环的异侧定为反式。脂环烃与烯烃一样，也可以用 Z、E 命名法。例如：

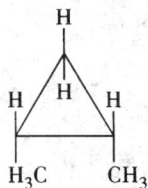

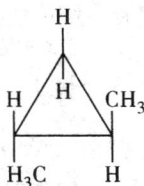

顺 -1，$2-$ 二甲基环丙烷　　　　反 -1，$2-$ 二甲基环丙烷

或 $Z-1$，$2-$ 二甲基环丙烷　　　　或 $E-1$，$2-$ 二甲基环丙烷

顺反异构体的化学性质相同，物理性质有些不同。在生理活性和药理作用上，顺反异构体常有很大差别。例如反 $-$ 己烯雌酚是生理活性较强的雌性激素，而顺 $-$ 己烯雌酚的生理活性却很弱。

【例 15 $-$ 1】下列化合物是否存在顺反异构？若有，写出它们的两种构型并用顺、反命名法和 Z、E 命名法命名。

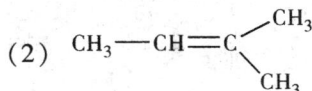

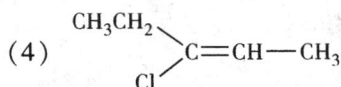

（1）$CH_3—CH=CH_2$　　　　　　（2）$CH_3—CH=C\underset{CH_3}{\overset{CH_3}{}}$

（3）$CH_3—CH=CH—CH_3$　　　　（4）$\underset{Cl}{\overset{CH_3CH_2}{}}C=CH—CH_3$

【解】（1）因双键一端碳原子上连有 2 个氢，没有顺反异构体。

（2）因双键一端碳原子上连有 2 个甲基，没有顺反异构体。

（3）双键两端碳原子上所连的 2 个基团均不同，所以存在顺反异构体。

$$\underset{CH_3}{\overset{H}{}}C=C\underset{CH_3}{\overset{H}{}}$$

$$\underset{CH_3}{\overset{H}{}}C=C\underset{H}{\overset{CH_3}{}}$$

顺 – 2 – 丁烯　　　　　　反 – 2 – 丁烯

Z – 2 – 丁烯　　　　　　E – 2 – 丁烯

（4）双键两端碳原子上所连的 2 个基团均不同，存在顺反异构体。

$$\underset{Cl}{\overset{CH_3CH_2}{}}C=C\underset{CH_3}{\overset{H}{}}$$

$$\underset{Cl}{\overset{CH_3CH_2}{}}C=C\underset{H}{\overset{CH_3}{}}$$

Z – 3 – 氯 – 2 – 戊烯　　　　E – 3 – 氯 – 2 – 戊烯

（二）具有光学异构的药物

1. 旋光异构产生的条件　当一个有机化合物分子中，在一个碳原子上连有 4 个不同的原子或基团时，这个碳原子称为手性碳原子。手性碳原子上的 4 个原子或基团可在空间排列出两种不同的构型，因此出现两种立体异构体。这两种异构体的化学性质相同，但旋光方向不同，因此称之为旋光异构体。例如，乳酸（2 – 羟基丙酸），第 2 号碳原子上连有—H、—CH$_3$、—OH、—COOH 四个不同的基团。当用一束光线将两种不同立体结构的模型按特定方式投影到屏幕上时，可得到两种不同的投影式（费歇尔投影式）。

$$H-\overset{COOH}{\underset{CH_3}{|}}-OH \qquad HO-\overset{COOH}{\underset{CH_3}{|}}-H$$

初看时，它们好像是相同的，但认真观察就可看出它们是不同的，无论把它们怎样放置，都不能互相重合，就好像人的双手一样，互为镜像关系。乳酸分子具有手性，是手性分子。手性分子都具有旋光异构现象。

【例15 – 2】下列化合物中哪些含有手性碳原子？并用＊号标出手性碳原子。

（1）1 – 氯丁烷　　　　　（2）2 – 氯丁烷　　　　　　（3）2 – 戊炔

（4）甲基环丁烷　　　　　（5）3 – 甲基 – 2 – 戊酮

【解】（2）（5）有手性碳原子

（2）CH$_3$CH$_2\overset{*}{\underset{|\atop Cl}{C}}HCH_3$

（5）CH$_3$CH$_2\overset{*}{C}$HCOCH$_3$，带 CH$_3$ 和 O

在（2）中第 2 号碳原子连接有四个不同的原子和基团，即—CH_2CH_3、—Cl、—H 和—CH_3，所以该碳原子为手性碳原子。

在（5）中第 3 号碳原子上所连的四个不同的原子和基团分别是—CH_2CH_3、—CH_3、—H、$-\overset{\text{CCH}_3}{\underset{\|}{|}}$ ，所以第 3 号碳原子是手性碳原子。

在上例中，2 - 氯丁烷和 3 - 甲基 - 2 - 戊酮是手性分子，有两种旋光性不同的立体异构体。这两种异构体互为实物和镜像的对映关系。因此，互称为对映异构体，简称对映体。含有一个手性碳原子的化合物有一对对映体，也只有一对对映体。

2. 构型的标示法

（1）D、L 标示法 已知乳酸有两种构型，但是左旋乳酸是哪种构型，右旋乳酸应用哪种构型式，在 1951 年以前还没有适当的方法测定，这给有机立体化学和反应历程的研究带来了很大困难。为研究方便，避免混乱，人为地以甘油醛为标准，规定手性碳原子的羟基在投影式的右边，氢原子在左边的为 D 型，相反的为 L 型，如 D -（＋） - 甘油醛和 L -（－） - 甘油醛的构型式如下：

D -（＋） - 甘油醛　　　　　　　　L -（－） - 甘油醛

D 构型（拉丁文 dexter 的缩写，意为"右"）的对映体为 L 构型（拉丁文 laevus 的缩写，意为"左"）。"（＋）"和"（－）"分别表示右旋方向和左旋方向，与 D、L 表示的意义不同，也无特定关系。

用 D、L 标示法命名其他物质时，通过该分子的对映异构体与标准甘油醛对比，来确定其构型。例如：

D -（－） - 乳酸　　　　　　　　　L -（＋） - 乳酸

D、L 标示法一般用于标示含一个手性碳原子的化合物，因为它不能指明原子或基团之间的实际空间关系。对于含有多个手性碳原子的化合物，是不适用的，但由于习惯，糖类和氨基酸至今仍使用 D、L 标示法。又因为 D、L 标示法是人为规定以甘油醛的构型作为标准的构型标示法，所以 D、L 构型又称相对构型。

（2）R、S 标示法 1970 年，根据国际纯粹与应用化学联合会（IUPAC）的建议，国际上采用了 R、S 标示的构型系统命名法。R、S 标示法是基于手性碳原子的实际构型进行标示的，因此是绝对构型。

其方法是：首先按次序规则，对手性碳原子上连接的四个不同原子或原子团，按优先次序由大到小排列为 a→b→c→d，然后将最小的 d 摆在离观察者最远的位置，最后绕 a→b→c 划圆。如果为顺时针方向，则该手性碳原子为 R 构型（拉丁文 rectus 的缩写，意为"右"）；如果为逆时针方向，则该手性碳原子为 S 构型（拉丁文 sinister 的缩写，意为"左"）。这种绕 a→b→c 划圆的模式相似于汽车驾驶员把握方向盘。

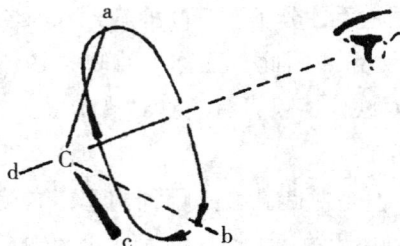 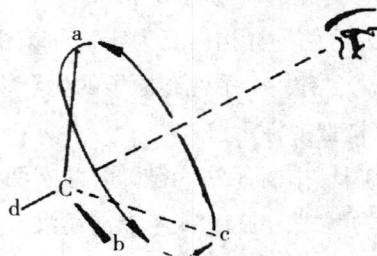

a→b→c 划圆方向——顺时针　　　　a→b→c 划圆方向——逆时针

手性碳原子的构型为 R 构型　　　　手性碳原子的构型为 S 构型

例如：

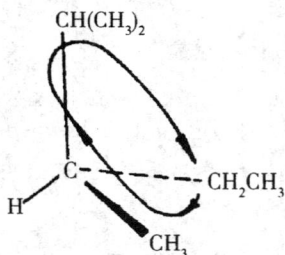

基团优先次序

—CH（CH$_3$）$_2$（a）→—C$_2$H$_5$（b）→—CH$_3$（c）→—H（d）

为 R 构型

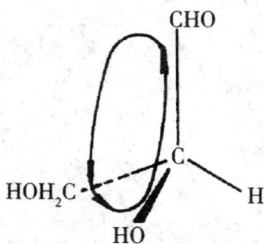

—OH（a）→—CHO（b）→—CH$_2$OH（c）→—H（d）

为 S 构型

【例 15－3】写出 D－甘油醛的费歇尔投影式，并用 R、S 标示法命名。

【解】D－甘油醛的费歇尔投影式为：

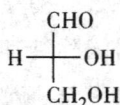

其中第 2 号碳原子为手性碳原子，手性碳原子上所连的四个原子及基团分别为

142

—OH、—CHO、—CH$_2$OH、—H。根据次序规则，取代基的顺序为：—OH ＞—CHO ＞—CH$_2$OH ＞—H。

按照 R、S 标示命名规则，把最小的原子 H 作为方向盘的轴，其他 3 个基团从大到小为顺时针方向，所以此结构式命名为 R – 甘油醛。（注意：从纸平面看，好像是反了，但应想像为空间结构，记住当最小的基团在投影式的横向时，从纸平面上看是反的，因为费歇尔投影式的投影原则是"横前竖后"。）

3. 光学异构体的理化性质及生理活性

光学异构体除旋光方向相反外，其他理化性质基本相同。在生理活性和药理作用上，有些具有光学异构体的药物，两种异构体的差别却较大，例如用来治疗帕金森病的药物多巴是左旋体，而它的对映体右旋多巴则无效。

三、药品调剂时的化学配伍禁忌

每种药物都具有自己的物理化学性质，若医师开的同一处方上的药物之间能相互发生作用，将直接影响医疗效果，甚至发生意外，这称之为配伍禁忌。

常见的化学配伍禁忌有产生沉淀、产生气体、变色、发生氧化还原反应、消旋化、黏胶结块、凝胶化、产生有毒物质等。

当产生配伍禁忌时，医护人员应立即采取相应办法，将配伍禁忌更正。

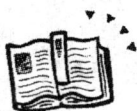

习　题

一、命名或写出结构式

1. 用 Z、E 和 R、S 标示法命名下列化合物

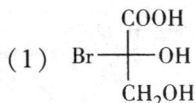

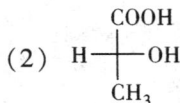

（1）
```
        COOH
        |
  Br ——+—— OH
        |
      CH2OH
```

（2）
```
        COOH
        |
   H ——+—— OH
        |
       CH3
```

2. 用 R、S 标示法命名下列化合物

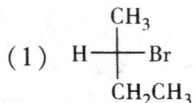

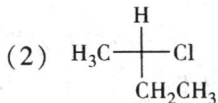

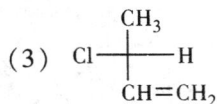

（1）
```
         CH3
         |
   H ——+—— Br
         |
      CH2CH3
```

（2）
```
          H
          |
  H3C ——+—— Cl
          |
       CH2CH3
```

（3）
```
          CH3
          |
   Cl ——+—— H
          |
       CH=CH2
```

3. 写出下列化合物的费歇尔投影式

（1）R – 2 – 羟基丙酸

（2）S – 2 – 甲基 – 1 – 丁醇

（3）R – 3 – 甲基 – 3 – 苯基丙酸

二、填空题

1. 烯烃能形成顺反异构的条件是＿＿＿＿＿＿＿＿。

2. 一对光学异构体的旋光方向＿＿＿＿＿，旋光度大小＿＿＿＿＿，化学性质＿＿＿＿＿。

3. 手性碳原子的必备条件是＿＿＿＿＿。

三、判断题

1. 凡含有不饱和键的化合物都有顺反异构体。

2. 手性分子与其镜像互为对映异构体。

3. 有旋光性的分子必定有手性，必定有对映异构现象存在。

4. Z、E 和 R、S 两种构型命名法有一定的关系。Z 型和 R 型对应，E 型和 S 型对应。

四、选择题

1. 下列化合物中，具有顺反异构现象的是

    A. $CH_3(CH_2)_2CH=C(CH_3)_2$ B. $CH_3(CH_2)_2CH=CHCH_3$

    C. $\underset{\underset{CH_2CH_3}{|}}{CH_3CHCH_2CH}=\underset{\underset{CH_2CH_3}{|}}{CCH_2CH_3}$ D. $\underset{\underset{CH_3}{|}}{CH_3CHCH}=CH_2$

2. 下列化合物中，具有手性的是

    A. 2 – 溴丁烷   B. 2，2 – 二氯丁烷

    C. 2，2，3 – 三氯丁烷   D. 1，3 – 二溴丁烷

3. 下列化合物中，既能产生顺反异构，又能产生光学异构的化合物是

    A. 2，3 – 二甲基 – 2 – 戊烯   B. 4 – 溴 – 2 戊烯

    C. 3，4 – 二甲基 – 2 – 戊烯   D. 3，4 – 二溴 – 2 – 戊烯

4. 下列说法中，错误的是

    A. 含一个手性碳原子的化合物有一对对映体，且只有一对

    B. 手性分子都具有旋光性

    C. 对映体因结构不同，所以物理化学性质不同

    D. 手性分子与其镜像互为对映体

5. 按顺序规则，下面 4 个基团的优先顺序为

    ① —CH_3 ②—C_2H_5 ③（CH_3）$_2CH$—   ④（CH_3）$_3C$—

    A. ①②③④   B. ②④①③

    C. ④②③①   D. ④③②①

6. 下列费歇尔投影式中，与 $\begin{matrix} COOH \\ HO \!-\!|\!-\! H \\ CH_3 \end{matrix}$ 构型相同的是

A. $\begin{matrix} CH_3 \\ H \!-\!|\!-\! OH \\ COOH \end{matrix}$
B. $\begin{matrix} CH_3 \\ HOOC \!-\!|\!-\! OH \\ H \end{matrix}$

C. $\begin{matrix} COOH \\ HO \!-\!|\!-\! CH_3 \\ H \end{matrix}$
D. $\begin{matrix} COOH \\ HO \!-\!|\!-\! H \\ CH_3 \end{matrix}$

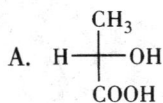

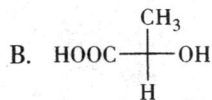

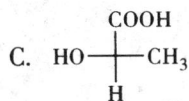

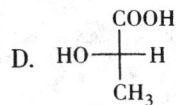

7. 下列化合物中，不存在光学异构体的是

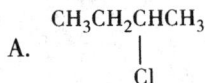

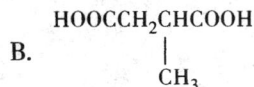

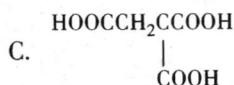

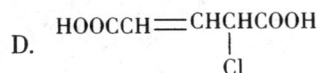

A. $\begin{matrix} CH_3CH_2CHCH_3 \\ | \\ Cl \end{matrix}$
B. $\begin{matrix} HOOCCH_2CHCOOH \\ | \\ CH_3 \end{matrix}$

C. $\begin{matrix} HOOCCH_2CCOOH \\ | \\ COOH \end{matrix}$
D. $\begin{matrix} HOOCCH\!=\!CHCHCOOH \\ | \\ Cl \end{matrix}$

五、问答题

1. 下列四种化合物都是手性分子吗？为什么？

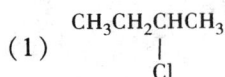

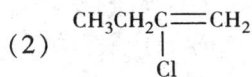

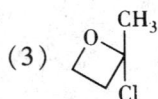

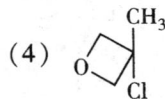

（1） $\begin{matrix} CH_3CH_2CHCH_3 \\ | \\ Cl \end{matrix}$
（2） $\begin{matrix} CH_3CH_2C\!=\!CH_2 \\ | \\ Cl \end{matrix}$

（3） $\begin{matrix} O \\ \square \!-\! CH_3 \\ Cl \end{matrix}$
（4） $\begin{matrix} CH_3 \\ O \!-\! \square \\ Cl \end{matrix}$

2. 下列分子构型是 R 型还是 S 型？为什么？

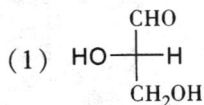

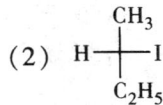

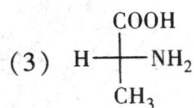

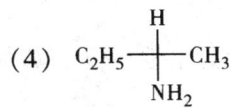

（1） $\begin{matrix} CHO \\ HO \!-\!|\!-\! H \\ CH_2OH \end{matrix}$
（2） $\begin{matrix} CH_3 \\ H \!-\!|\!-\! I \\ C_2H_5 \end{matrix}$

（3） $\begin{matrix} COOH \\ H \!-\!|\!-\! NH_2 \\ CH_3 \end{matrix}$
（4） $\begin{matrix} H \\ C_2H_5 \!-\!|\!-\! CH_3 \\ NH_2 \end{matrix}$

参考答案

一、命名或写出结构式

1.（1）D－2－溴甘油醛　　S－2－溴甘油醛

　　（2）D－乳酸　　R－乳酸

2.（1）S-2-溴丁烷

（2）R-2-氯丁烷

（3）R-3-氯丁烯

3.（1）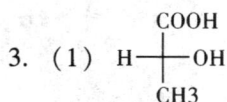

（2）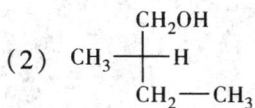

（3）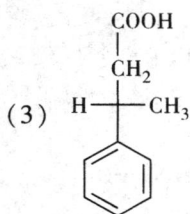

二、填空题

1. 双键的每个碳原子上连有两个不同的原子或基团

2. 相反　　相等　　基本相同

3. 连有四个不同的原子或基团

三、是非题

1. ×　　2. √　　3. √　　4. ×

四、选择题

1. B　　2. A　　3. C　　4. C　　5. D　　6. A　　7. C

五、问答题

1. 化合物（1）是手性分子。因为第 2 号碳原子上连有四个不同的原子或原子团（—CH_3、CH_3CH_2—、—Cl、—H）。

化合物（2）不是手性分子，因为没有连有四个不同原子或原子团的手性碳原子。

化合物（3）是手性分子。因为与氯原子相连的碳原子通过两个共价键与环相连，而从两个方向分析，环上氧原子所连的位次不同，应看作两个不同的基团，加上氯原子和氢原子共有四个不同的原子或基团，因此该碳原子是手性碳原子，该化合物是手性分子。

化合物（4）不是手性分子。因为与氯原子相连的碳原子，虽然也是通过两个共价键与环相连，但从两个方向分析，氧原子所在的位次刚好相等，应看作两个相同的基团，因此该碳原子不是手性碳原子，该化合物不是手性分子。

2. 化合物（1）手性碳原子上所连四个基团的优先顺序为—OH > —CHO > —CH$_2$OH > —H。将—H 放在远离视线的位置，其余三个基团由大到小为逆时针排列，故为 S 构型。

化合物（2）基团的优先顺序为—I > —C$_2$H$_5$ > —CH$_3$ > —H，基团由大到小的排列顺序为逆时针，则为 S 构型。

化合物（3）中四个原子和基团的优先顺序为—NH$_2$ > —COOH > —CH$_3$ > —H，基团由大到小的排列顺序为顺时针，故该化合物为 R 构型。

化合物（4）中基团的优先顺序为—NH$_2$ > —C$_2$H$_5$ > —CH$_3$ > —H，基团由大到小的排列顺序为顺时针，故该化合物为 R 构型。

（马祥志）

第十六章

生 活 化 学

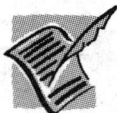

学 习 目 标

1. 掌握人体所需的六大营养素和化学污染的危害、来源及其防治方法。
2. 熟悉微量元素在人体内的作用和废水、废渣、废气的处理办法。
3. 了解常用的食品添加剂和生态环境保护的有关知识。

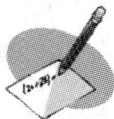

重点、难点解析

一、食品化学

1. 人体所需的六大营养素

（1）糖类　糖类分为单糖、低聚糖和多糖。多糖中的淀粉是人体活动所需能量的主要来源。

糖类在自然界的循环可用下式表示：

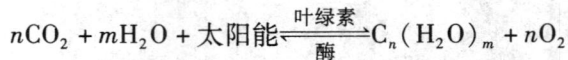

$$nCO_2 + mH_2O + 太阳能 \underset{酶}{\overset{叶绿素}{\rightleftharpoons}} C_n(H_2O)_m + nO_2$$

上式从左向右，是绿色植物吸收 CO_2、H_2O 和太阳能，在叶绿素的催化作用下，发生光合作用生成糖，储存在种子或块茎中，供人类食用。从右向左为人类和动植物食入糖类和吸入氧气，在体内酶的作用下，通过新陈代谢，获取能量而呼出 CO_2。

（2）蛋白质　蛋白质是生命的物质基础，一切生命活动都离不开蛋白质。蛋白质在体内水解可得到 20 余种人体所需的 α – 氨基酸。

（3）脂肪　植物油和动物脂肪，是人类所需脂肪的来源。脂肪在人体内起着维持体温和保护内脏的作用。同时，脂肪也是高能食品，还是多种维生素的良好溶剂。

（4）矿物质　矿物质中含有多种人体所需的重要元素，应多样化地食用含矿物质丰富的食品，如牛奶、菠菜、海产品等。

（5）水　水是人类食入最多、作用最广的重要营养素。水在体内担当营养物质的溶解、稀释、输送和废物的排泄等作用。

（6）维生素 维生素有多种，在体内起着不同的作用。维生素在维持身体健康、增强对疾病的抵抗力、保持正常的生理功能及新陈代谢等方面都是必不可少的，缺乏维生素，将会影响健康，引起疾病。

2. 食品添加剂

食品添加剂有调味剂、着色剂、防腐剂、杀菌剂等多种。有的食品添加剂对人类是有益的，但有些食品添加剂是有害健康的。

3. 人体必需元素

人体必需元素按在人体中的相对含量分为宏量元素和微量元素两大类。

本章提示人们注意的是微量元素。因为微量元素虽在人体内含量极少，但作用较大，它参与人体代谢、生长、发育的全过程。若体内缺乏某种微量元素，将会引起生理功能及结构异常，发生相应的疾病。

二、环境化学

1. 生态环境

生态系统存在于地球的大气圈、陆地和水圈组成的环境之中，这个环境称为生态环境。在这个环境中，生物与生物、生物与环境之间达到一种动态平衡状态，这个平衡称为生态平衡。

2. 环境污染

当生态受到干扰，致使某种或某些物质出现不正常的数量，甚至威胁生态系统的生存的现象称为环境污染。

环境污染主要包括水污染、空气污染、土壤污染和噪音污染。

3. 环境污染的防治

环境污染的防治主要是废水、废渣和废气的处理。教材中简要介绍了"三废"的处理方法。

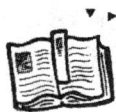

习 题

一、填空题

1. 人体所需的六大营养素为_____、_____、_____、_____、_____和_____。

2. 对人类健康产生严重威胁、分布最广、患者众多的微量元素缺乏病是缺_____，预防补救措施是_____。

3. 环境污染主要包括_____、_____、_____、_____。

4. 由于人为因素破坏了大气中的臭氧层，使_____增加，对人类和动、植物造

医护化学学习指导

成极为不利的影响，这称为_____。

5. 由于种种原因，使大气中的二氧化碳和水蒸气增加，阻挡了红外线返回太空，使地面温度_____，这称为_____。

二、是非题

1. 糖类的通式是 $C_n(H_2O)_m$，所以它们是碳水化合物。（　　）

2. 食品添加剂能提高人们的食欲，对人类都是有益的。（　　）

三、选择题

1. 下列元素中，不属于人体微量元素的是
    A. Fe   B. Cu   C. Mg   D. Cr

2. 最常用的家用酸味剂是
    A. 盐酸   B. 醋酸   C. 苹果酸   D. 酒石板

3. 当雨水中的 pH 低于下列哪一个值时，称为酸雨
    A. 4.3   B. 6   C. 5.6   D. 6.5

4. 白色污染是指由下列哪种情况造成的污染
    A. 白色石灰粉   B. 塑料废物   C. 冶炼厂的废渣   D. 燃烧固体垃圾

四、问答题

1. 水是一种最普通的物质，为什么它是一种重要的营养素？
2. 防腐剂为什么能防腐？
3. 燃油汽车尾气给人类造成严重危害的原因何在？

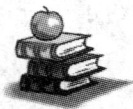

参考答案

一、填空题

1. 糖类　蛋白质　脂肪　矿物质　水　维生素
2. 碘　推广使用加碘食盐和服用补碘药物
3. 水污染　空气污染　土壤污染　噪音污染
4. 紫外线辐射　臭氧层危机
5. 升高　温室效应

二、是非题

1. ×　　2. ×

三、选择题

1. C   2. B   3. C   4. B

四、问答题

1. 因为水能溶解多种营养物质，便于人体吸收和输送，水还能把可溶性的和不溶性的废物从粪便中排出体外，水还参加糖类、蛋白质等营养素的水解反应，没有它体内的正常生命活动将不能进行。另外，水还是机体组成中成分最多的物质。

2. 因防腐剂对微生物或莓菌具有杀灭、抑制或阻止其生长的作用。

3. 人们为了增加发动机的效率，在汽油中加入四乙基铅，同时为了不阻塞发动机又加入二卤乙烷与发挥作用后的四乙基铅反应生成挥发的二卤化铅从尾气中排出。二卤化铅在空气中形成气溶胶，悬浮于空气中。长期呼吸这种空气，会在人体组织内产生铅积蓄，引起铅中毒现象。铅中毒会造成脑损伤及神经系统、消化系统和造血组织等方面的病变。

（马祥志）